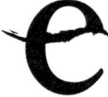

Beate Assmann

# Wie eine Ranunkel
# -Eine Körpertherapie-

edition
nove

Dieses Buch wurde digital nach dem neuen „book on demand" Verfahren gedruckt. Für den Inhalt und die Korrektur zeichnet der Autor verantwortlich.

© 2008 edition nove, Neckenmarkt
Printed in the European Union
ISBN 978-3-85251-324-9

Gedruckt auf umweltfreundlichem, chlor- und säurefrei gebleichtem Papier

www.editionnove.de

AUSSEN

        1. SCHICHT

Kontakt
Schatten
Sehnsucht
Angst
Schwester

        2.SCHICHT

Kontakt
Schatten
Hunger
Seele
Vertrauen

        3.SCHICHT

Kontakt
Schatten
Heimat
Leben
Scham

        4.SCHICHT

Kontakt
Schatten
Mutter
Tod
Stille

5.SCHICHT

Kontakt
Schatten
Musik
Tochter
Sorge

6.SCHICHT

Kontakt
Schatten
Imseinsein
Geschichte
Ruhe

7.SCHICHT

Kontakt
Schatten
Atem
Liebe
Herz


INNEN

## VORWORT

Unser Leben erzählt sich in Geschichten, die wir rückblickend Lebensgeschichte nennen. Geschichten in der Kindheit prägen den Verlauf unserer Entwicklung, Entfaltung und unserer Gefühle, sie sind Quellen der Kraft und des Selbstwertes und Orte der Not und des Leides. Nicht immer können die Quellen die einsamen Orte versorgen und einem sicheren und gelingenden Leben reichen, wenn Erschütterungen in der Kindheit ein gesundes seelisches Gleichgewicht verhindern und in das erwachsene Leben mitgenommen werden. Können wir uns nicht erholen und nachholen, was dem Kind gefehlt hat, was Sehnsucht geblieben ist und Verlassenheit, kann der Körper durch neue Einbrüche, Krisen und Schicksalsschläge nachhaltig belastet werden.

An diesem Punkt befand ich mich vor drei Jahren. Ich arbeitete als Autorin zum Thema „Sexuelle Gewalt an Kindern", initiierte eine Ausstellung, hielt Vorträge und Lesungen und glaubte, nach dem Suizid meines Mannes mein Leben im Griff zu haben und einen Sinn in meiner Öffentlichkeitsarbeit zu sehen. Erst durch einen Zusammenbruch ahnte ich eine verschüttete Trauer und begann eine Körperpsychotherapie. In einem langen Prozess ging ich einem verlorenen Teil meiner weiblichen Lebensgeschichte nach, der viele Jahre zurücklag. Der geschützte Rahmen der Therapie, die Bindung an die Therapeutin und der Kontakt über den Körper ermöglichten eine heilsame Begegnung mit einer alten Verletzung. In der wiedergewonnenen Ganzheit einer ehemals gebrochenen Mädchenwelt konnte ich meine aktuelle Lebenssituation gut strukturieren und die Trauer um den Tod meines Mannes endlich zulassen und nachholen, was auch da verlorengegangen war.

Heute leite ich die Selbsthilfegruppe „Angehörige um Suizid", ich lerne Menschen kennen, die durch die Tragödie in ihrem Leben die Sicht der Dinge in meinem Leben erweitern, die mich berühren und still machen, um noch mehr die kleine Welt im großen Zusammenhang zu verstehen.

Im Oktober 2007

AUSSEN

> (Janosch)
> Oh, wie schön ist Panama
> oder
> (Novalis)
> Wo gehen wir hin? Nach
> Hause, immer nach Hause.

Eine große, weiße Sonne fiel in den Wald.
Rauhreif wuchs als Pelz auf den Zweigen.
 Die Vögel saßen geduckt im Kleid.
Ich stand und lauschte, er antwortete nicht,
kam nicht aus dem Wald, aus den Zweigen,
aus dem Kleid der Vögel.
Wenn du nicht in der Luft bist, bist du unter der Erde,
dann musst du antworten.
Ich grub die Knollen der Dahlien aus, ein letztes Mal,
 nie wieder werde ich sie in die Erde legen,
und lauschte in die Gruben, schwarz die Wunde.
Sag mir, was war.
Da oben nicht und nicht da unten.
Die Sonne stürzt, der Pelz versteint, die Vögel weinen.
Die Vögel tragen ein schwarzes Kleid.

Als ich das schrieb, hatte ich mein Haus verlassen, um in einer fremden Welt etwas zu finden, das mir das Fremde zur neuen Heimat machen könnte. Aber „da oben" und „da unten" öffneten sich keine Türen, ich suchte in vergeblicher

Anstrengung nach Wegen, mir eine neue Zeit aufzuschließen. „Neu" war ein Wort, das sich mit fremden Dingen füllen sollte, weil das alte Leben vorbei war.
Ich fand die fremden Dinge nicht und wurde krank. Erst da begriff ich, dass es einen anderen Weg geben musste, um die unverstandene und zerschlagene Welt zu ordnen, ich musste die Fähigkeiten, die mir zugedacht waren von Geburt an, beleben, ich musste für ein mageres Herz ein Lebensmittel finden, das es versorgte und wieder satt machte.
Ich wollte nicht in die Fremde, ich wollte nach Hause.

## 1. SCHICHT
KONTAKT

> (Rainer Maria Rilke)
> Ich lebe mein Leben in wachsenden Ringen,
> die sich über die Dinge ziehn.

Ein Jahr vor Beginn meiner Körpertherapie litt ich zunehmend heftiger unter Darmbeschwerden, die üblen Tage wurden mehr als die ruhigen, ich war oft bei der Ärztin, die mal dies, mal das verschrieb und mit meinen diffus erklärten Durchfällen und vielen Stühlen am Tag und Krämpfen und Verspannungen ratlos war, Erschöpfung diagnostizierte und alles auf seelische Überlastung schob. Mein Leben war abwechslungsreich, ich arbeitete zum Thema „Sexuelle Gewalt an Kindern", erhielt Einladungen für Vorträge und Begleitung einer von meiner Freundin und mir konzipierten Ausstellung, ich lernte kluge Frauen kennen, starke und schwache, ich erfuhr über die Lebensgeschichten anderer viel über mein eigenes Leben und erhielt aus der spirituellen Vitalität wunderbarer Frauen ständig neue Impulse, mich zu dem Thema zu engagieren. Das fiel mir leicht, ich hatte den eigenen sexuellen Missbrauch in meiner Kindheit längst aufgearbeitet, ich hatte ihn ruhig beiseitelegen können und war versöhnt mit der Verlassenheit, in die ich als Kind gefallen war. Einer eigenen Sprache verbunden, fühlte ich mich aufgerufen, meine Sprache an die weiterzugeben, die noch keine Sprache hatten. In der ersten Zeit einer unglaublichen Aufbruchstimmung engagierter Frauen für das Thema starb mein Mann, er zerbrach an der

Unfähigkeit einer gesunden Seele und nahm sich das Leben. Um nicht auch in den Sog von Angst und Wahn und Wertlosigkeit gezogen zu werden, ging ich zu einem Therapeuten, acht Jahre, mit Pausen und immer neuen Fragen, bis der Kopf müde wurde. Der Kopf, nicht der Körper, der rebellierte und wurde laut und suchte sich eine empfindliche Stelle, in die er sich krallte: Er wollte nicht mehr gefüttert werden und nicht verdauen. Als ich das begriff, sagte ich alle Veranstaltungen und Termine ab, ich war beherrscht von einem kranken Bauch, der gespiegelt und untersucht wurde, und musste nach dem Ergebnis vieler Nahrungsunverträglichkeiten neu essen lernen, beschränkt und wenig und unausgeglichen, ich nahm ab, die Besorgnis nahm zu, und schließlich sollte ein Neurologe auch mal einen Blick drauf werfen. Bei dem Neurologen war ich Jahre zuvor wegen unbestimmter Gesichtsschmerzen, die sich irgendwann wieder verloren hatten, er kannte meine Geschichte und Stationen meines Lebens und sagte:
-Ihr Darm dekompensiert. Ich kann auch sagen: Ihr Darm weint. Ich empfehle Ihnen eine Körpertherapie.-
-Aber ich war in einer Therapie-, sagte ich, -mehr kann ich nicht erzählen.-
-Sie sollen auch nicht erzählen-, sagte der Neurologe, -Sie sollen Ihren Körper kennenlernen, Sie kennen nur den Kopf. Und der hat über Sprache und Sprechen alles versucht und darüber den Körper vergessen.-
In den Tagen darauf telefonierte und fragte ich rum, wurde weitergereicht und stellte fest, dass es schwierig war, eine Körpertherapeutin oder einen Körpertherapeuten zu

finden. Allerdings hatte ich auch keine Vorstellung von der Behandlungsweise in einer bewusst den Körper angehenden Therapie und dachte, ein bisschen Atmen üben ist sicher gut für die Versorgung meines Darms mit viel Sauerstoff, da müsste es doch jemanden geben, der mir das beibringt. Ebenso wenig war ich mir im klaren über einen Mann oder eine Frau als Therapeuten, wollte in Verbindung mit „Körper" aber lieber eine Frau – meine Vorstellungen waren ungenau, ich rannte einfach drauflos in der Hoffnung, das wird sich von allein ergeben, Hauptsache, es tut sich was. Lange tat sich nichts, ich hatte einige Gespräche, die unbefriedigend verliefen, und eigentlich wollte ich auch gar nicht mehr suchen, sondern mich auf meine Selbstheilungskräfte verlassen, die ich mein Leben lang in schwierigen Situationen aktivieren konnte. Warum der Darm keine Ruhe gab, konnte ich mir nicht erklären, weil ich alles tat, was ihm nur helfen musste. Und nur aus der Angst heraus, mir entgleitet ein Teil meines Körpers, vereinbarte ich einen Termin mit einer Therapeutin des Instituts für Somatische Psychotherapie. Ich habe nicht viel von der ersten Stunde behalten, mir war nicht gut, mein Bauch übelte dahin, und etwas in warnender Tiefe ließ mich sagen:
-Ich will hier auf keinen Fall fallen.-
-Alles zu seiner Zeit-, sagte die Therapeutin, -wenn Fallen dran ist, muss das sein.-
Wir vereinbarten einen nächsten Termin, ich ging hin, gleichmütig und beobachtend, ich erzählte aus meinem Leben, wie man die oberste Haut eines Puddings wegnimmt, ich zog sie ab und ließ sofort eine neue Haut fest

werden. Es war nicht anders als in der Gesprächstherapie, die ich gemacht hatte, ich erzählte, die Therapeutin hörte zu, manchmal deutete sie ein Wort oder nahm ein anderes auf, um eine eigene Erklärung zu geben oder eine von mir zu fordern, ich war sperrig und trotzig, ich wollte nicht erzogen werden, aber ich war auch ungeduldig, dass nichts Neues mit mir passierte. Körperkontakt lehnte ich ab.
-Darf ich meine Hand in deinen Rücken legen?- fragte Klara.
-Nein!-
-Darf ich deinen Bauch massieren?- fragte Klara.
-Nein!-
-Darf ich dich in den Arm nehmen?- fragte Klara.
-Nein!-
-Kannst du mir nicht einmal deine Hand geben?- fragte Klara.
Ich wusste noch immer nicht, wie Körpertherapeuten arbeiten. Berührungen an mir sind nicht gut, ich erschrecke wenn sie passieren, und erstarre beschämende Augenblicke lang, mich abweisend verhalten zu haben. Natürlich nehme ich meine Großkinder unbefangen in den Arm, meine Kinder, Freundinnen, ich tue das; wenn das an mir passiert, verschwimme ich in Sorge, außer Kontrolle zu geraten, keinen eigenen Anfang gehabt zu haben und kein eigenes Ende signalisieren zu können. Als ich meine Hand in Klaras Hand legte, glaubte ich an ein unverfängliches Weggeben, das machte ich ja bei der Begrüßung und beim Abschied auch. Aber diese Berührung der Hände war anders als die Begrüßungs- und Abschiedshand, sie war eine Brücke in ein fremdes Land, das ich in den vielen Monaten

kennenlernen sollte, sie machte mir Schwierigkeiten, aber ich wollte durchhalten und fand es dann auch schön, das sagte ich sogar.

Der Weg nach Hause war ein langes Ausatmen, zuvor angehaltene Luft holperte langsam davon, später ging ich durch den Wald, man kann Wörter an Bäume schreiben oder sie an den Himmel stellen, sie bleiben da und verändern sich nicht, wenn ein Regen leuchtet oder eine Sonne weint. Ich wollte weg vom Kontakt zum Herzen und zurück zu der Sicherheit meiner Sprache. Sie war der schützende Ort, fast fünfzig Jahre lang, sie war die wichtigste Ressource, die ich hatte, und machte Leben möglich. Ich wollte nicht umdenken. Ich übersetzte Klaras Hand in alle Sprachen, die ich kannte, mir fiel Handschuh ein und Handtasche und Handtuch – Handschrift fiel mir erst später ein, als sie meine Zeit-Schrift verändert hatte und erzählte Wahrheit geworden war.

# SCHATTEN

> (Mascha Kaléko)
> Gib mir deine kleine Hand.
> So, nun bist du nicht allein.
> Kind, du sollst nicht einsam sein
> Mit dem Schatten an der Wand.

Mehrere Sitzungen passierte nichts, ich fing an, mich zu langweilen und Klara sicher auch. Die alten Geschichten konnte ich nicht erzählen, die Erinnerungen konstruieren jedes Mal eine neue Geschichte, und irgendwann eines Tages stimmt sie nicht mehr, weil sie sich in eine zeitlich veränderte Erlebniswelt erzählt hat. Je nach Tag und Verfassung und Stabilität fällt der Rückblick anders aus, die Fakten stimmen zwar, die unbewusste Wertung aber in den Formulierungen macht ein belastendes Geschehen zu einer Bagatelle oder umgekehrt: eine Bagatelle zu einer plötzlichen Wucht.

Der Bauch entgleiste immer mehr, ich wollte Stunden absagen und ging dann doch hin, weil der Bauch sich Wege ausdachte, die ich nicht kannte.

Ich legte meine Hände ineinander, an meinen Hals, an die Schulter.

-Was wollen die Hände?- fragte Klara.

-Ich weiß es nicht-, sagte ich.

-Sie wollen anfassen-, sagte Klara.

Ich legte meine Hand in Klaras Hand, und meine kontrollierte Haltung veränderte sich in Angst: Wenn ich jetzt nicht bereit bin, mein sicheres Haus zu verlassen, werde ich

darin einsam bleiben! Ich überprüfte ganz schnell noch einmal, ob ich Angst hatte, mich zu verlassen, aber ein unbekanntes Vertrauen war stärker als die Sorge, da könne mir etwas entgleiten. Meine Hand war kalt, ich wusste das, es war mir unangenehm, ich war aufgeregt und angespannt, aber der Druck der anderen Hand löste für einen kurzen Augenblick alle strengen Reserven, ich umklammerte die Hand, als ginge es um mein Leben.
-Möchtest du dich hinlegen?- fragte Klara.
Nein, natürlich nicht. Was wäre denn, wenn ich das täte? Ich fragte:
-Und dann?-
-Ich gehe mit dir in eine Imagination-, sagte Klara.
-Das kann ich nicht-, dachte ich und sagte:
-Ja.-
Kaum hatte ich mich hingelegt, kamen die Tränen. Sie waren so unpassend wie Schnee im Sommer oder die Fliege in der Suppe.
-Stell dir vor-, sagte Klara, –du bist auf einer Wiese, die Wiese blüht, und du gehst durch sie in Sonne und Wind, du kommst an eine Quelle, das Wasser ist sauber und klar.-
Ich kannte Bilderreisen und Wiesen und Wasser, ich wehrte mich gegen eine künstliche Phantasie – aber die ruhige Stimme schwemmte meine Vorurteile weg, und ich vertraute dem Klang, der mich an vergangene Stille erinnerte.
-Du stehst an der Quelle-, sagte Klara, –und möchtest einen Menschen bei dir haben, an wen denkst du?-
-An meine Großmutter-, sagte ich sofort.
Meine Großmutter hatte mir den Missbrauch des Stiefvaters an mir geglaubt, ich war fünfzehn Jahre und un-

vertraut und herzklein, meine Großmutter strafte Unrecht mit Unbarmherzigkeit und warf den Stiefvater aus dem Haus. Danach schwieg die Welt.
-Ich lege meine Hand über deine Brust-, sagte Klara.
Alte Erinnerungen zogen als kurze Bilder durch mich hindurch, ich wusste, dass ich sie später genauer ansehen werde, was da war, alleingelassen, weil jemand wegging in einer Not. Ein Bild war das: Als der Stiefvater nicht mehr dawar und die Spannung im Haus unerträglich, suchte ich einen Menschen für mich allein, ich machte das Foto meines toten Vaters lebendig, ich sprach mit ihm, ich bekam Antworten und Trost, ich wollte glauben, dass mein Vater um seine Tochter trauert. Das Foto war befleckt von Tränen, ich schlief mit ihm unter meinem Kopfkissen und wurde ruhig, wenn ich es in der Nacht befühlen konnte. Eines Abends kam meine Mutter an mein Bett und rüttelte mich wach: Was das Theater solle und das Foto da, und dein richtiger Vater war auch kein Engel! Ich weinte und wollte das Foto zurückhaben, da schlug meine Mutter entsetzlich zu, sie habe alles getan, um mich zu bekommen, und nun täte ich ihr Unvorstellbares an, ich war besinnungslos vor Ohnmacht und Schmerzen, auch körperlichen, ich bettelte um Arme, aber meine Mutter stand auf und ging weg.
-Ich schiebe meine andere Hand unter deinen Rücken-, sagte Klara, –ist das in Ordnung?-
Gibt es eine richtige und eine falsche Ordnung?
Daran dachte ich auf dem Heimweg, Klara hatte gesagt:
-Ich gehe nicht weg.-
Ich hatte es eilig, nach Hause zu kommen, ich wollte die

Tür hinter mir schließen und allein sein. Mein verwilderter Garten ist so schön. Es tat nicht weh, das Foto meines Vaters anzusehen, manchmal gehe ich mit dem Finger die Konturen seiner Augen nach, seines Mundes, ich entdecke eine Ähnlichkeit, die mich „Tochter" denken lässt, da ist Sehnsucht. Wenn sie übermächtig wird, löse ich sie auf in Musik: Ich schlage eine Taste an auf dem Klavier und suche den Klang dahinter, das letzte Verklingen im unendlich Stillen ist so still, dass das Ohr nichts mehr wahrnimmt, das Verklungene aber füllt noch lange die Muschel des Ohrs, das kann ich fühlen. Die Ruhe, die mir dann die Sehnsucht weich und zart macht, ist Öffnung zu meiner gesunden Welt. Sie gelingt mir nicht immer, ich habe sie als Kind in Kirchen entdeckt, die Sprache der Orgel, die auch sprach, wenn sie schwieg, weil alle gespielten Töne den Kirchenraum nicht verlassen, so gehe ich durch jahrhundertealte Musik wie durch die Seele der Hände, die sie spielte.
Erzählt hatte ich Klara nichts, in der Obhut haltender Hände liefen die Bilder durch mich hindurch.
Neben der Matratze in Klaras Zimmer steht eine Kleenex-Schachtel. Wahrscheinlich weinen andere dort auch.
Vielleicht haben sie auch nur Schnupfen.

## SEHNSUCHT

> (Wolfgang Borchert)
> Warum, ach sag, warum
> geht nun die Sonne fort?
> Schlaf ein, mein Kind, und träume sacht,
> das kommt wohl von der dunklen Nacht,
> da geht die Sonne fort.

Ich wollte gar nicht darüber sprechen, ein Alltagskonflikt mit meinem Sohn hatte mich ratlos gemacht, ich kam wohl spürbar belastet damit in eine Sitzung, schämte mich aber, so eine Bagatelle überhaupt auszusprechen. Klara blieb hartnäckig und fragte, bis versteckte Tränen einfach davonsprangen.
-Ich bin nicht richtig-, sagte ich, -meine Kinder geben mir das Gefühl, nicht richtig zu sein.-
-Das hast du ja auch früh genug gelernt, nicht richtig zu sein-, sagte Klara.
-Wie soll ich das verstehen?- fragte ich.
-Du hast als Kind eine ungeheure Verletzung erfahren-, sagte Klara, –deine Mutter hat sie nicht glauben wollen, sie hat dich ungetröstet alleingelassen, da musst du doch zu der Überzeugung gekommen sein, nicht richtig gewesen zu sein.-
-Kann man denn das so einfach übertragen?- fragte ich, -wir haben doch alle einen in unsere Seele eingebrannten Text, den wir ein Leben lang lesen müssen und vielleicht nie verstehen werden.-
-Du kannst es doch aber versuchen-, sagte Klara.

Ich hätte gern gesagt, dass ich seit langem versuche, meinen Platz in der Welt zu finden und in mir, um aus der glühenden Schrift ein Gedicht zu machen, das mich zu mir holt und mich echter macht und zur Freude an mir selbst aufleuchtet. Aber soweit war ich noch nicht, das sagen zu können, ich war gedämpft durch den aktuellen Konflikt in der Familie und ratlos.
Klara stellte sich hinter mich.
-Ich lege meine Hand in deinen Rücken-, sagte sie, -er trägt dich, er ist stark und stabil genug, nicht nur eine Last zu tragen, sondern auch deine guten Gefühle, er streckt sich und wehrt Unliebsames ab, indem du ihn lebendig machst. Mach das mal, beweg ihn mal, roll ihn und spür, was er alles kann.-
Ich traute mich nicht, schon wieder zu sagen: Ich kann das nicht. Und bewegte halbherzig und unlustig meinen Rücken. Der rote Fleck an der Hauswand gegenüber veränderte sich mit der wandernden Sonne, ich tauschte ihn gegen meinen Rücken ein, ich wollte es warm haben.
-Du gehst schon wieder raus aus dem Augenblick-, sagte Klara.
Woher sie das weiß! Manchmal staunte ich über ihre Ahnung und ertappte mich dabei, ihr gern zuzuhören. Klara ging ein paar Schritte durch das Zimmer, dann blieb sie vor mir stehen.
-Du hast Sehnsucht und Angst-, sagte sie.
Der rote Fleck saß wieder an der Wand im Hause gegenüber.
-Du hast Sehnsucht nach Berührung-, sagte Klara, -und du hast Angst vor Berührung.-

Ich habe mich immer auf meine sichere Sprache verlassen, jetzt spürte ich Unruhe und Schwäche, ich glitt ab in „unsagbare" Ebenen, die mich stumm machten, ich suchte nach Worten und wollte es „richtig" sagen, ich erlebte mich in einem Augenblick in parallelen Welten und spürte zur einen hin wie zur anderen. Vieles wollte gesagt werden – Mutter und Entfremdung und Verlassenheit und Liebe und Mut und Trost – aber nichts kam. Sehnsucht und Angst sind nichteinschätzbare Begriffe, die unbeteiligt jedes Verlangen abtöten. Sie sind so eins, dass es ein einziges Wort für sie geben müsste. Manchmal habe ich eine Ahnung von ihren getrennten Möglichkeiten, aber die Angst ist die größere Hälfte und verschlingt die Sehnsucht. Ich möchte das nicht fühlen, deswegen ging ich in die Therapie. Deswegen ist es so schwer: Reaktionen zu verlernen, die zum Schutz erlernt wurden. Mit Klaras Händen war ich ratlos, wenn ich die Hand einer Frau aus meiner Selbsthilfegruppe nehme, ist es Trost.
-Was darf ich hier fühlen?- fragte ich.
-Alles-, sagte Klara.

# ANGST

> (Ernst Meister)
> Das Dunkel fragt man nicht,
> wie es ihm geht.
> Es singt nicht.
> Es hat keine Augen.
> Dunkel ist ein toter Hund.

Meine Technik der Selbstbeherrschung bekam Risse. Das beunruhigte mich natürlich, und ich ging gepanzerter denn je in eine Stunde.
-Womit bist du heute gekommen?- fragte Klara.
Ich begriff ja, dass mein genervtes Aufseufzen keinen Sinn machte und mich und Klara nur ungeduldiger, also erzählte ich belanglose Alltagsgeschichten, manchmal flocht ich ein Bild hinein über die Verlassenheit des Kindes, das schwieg, über die Verlassenheit der Frau, die sprach – ich war schnell verunsichert und bemüht, die Stunde erträglich zu machen und so, dass ich gehen und wiederkommen konnte. Ich erzählte über Pausen hinweg, um meinen angestrengten Kopf nicht zu verlieren, es erschöpfte mich, aber ich kannte Klara ja noch nicht und musste die Fühler in mir abfragen, ob sie „richtig" war, für all das, was ich hätte sagen wollen, und für all das, was gefüttert werden wollte, um satt sein zu können. Ich hatte Angst, einen Ort zu verlieren, den Weg dorthin, die Bäume in der Straße, meinen Parkplatz, den Blick auf den roten Fleck an der Wand vor dem Fenster. Wenn ich ihn von der Wand löste und in mei-

nen Körper holte, ging es mir gut. Das konnte ich Klara nicht sagen, manchmal begann ich zu wünschen, dass sie mich erraten möge oder gewusst zu werden (auch wenn es grammatikalisch nicht stimmt), mir zerfiel ein sicheres Gerüst, es wurde instabil und machte mir Angst.
-Angst ist ein Gefühl-, sagte ich zusammenhanglos und schrecklich naiv.
Als wäre es nicht die selbstverständlichste Erklärung der Welt, wie Liebe oder Scham oder Glück oder Hass oder Freude oder Trauer.
-Wie ist deine Angst?- fragte Klara.
-Gleichgültig-, sagte ich, -die Angst ist gleichgültig.-
Gedacht habe ich anders. Ist Angst auch dann ein Gefühl, dachte ich, wenn ich sie nicht fühlen kann, nicht spüren, als sei ich auf der Kippe zwischen Fühlen und Ohnmacht? Ich weiß ja gar nicht, was Ohnmacht ist, ich war noch nie ohnmächtig. Aber ich stelle mir vor, das ist es, dieser Zwischenraum meiner Angst (?) und dem, was dann vielleicht als Ohnmacht kommt. Freundlicherweise kommen könnte, weil die Angst, die nicht begreifbar ist als Angst, schier unerträglich ist. Was kommt – nach einer Zeit zwischen vielen Unbewusstheitszuständen – ist keine Ohnmacht, sondern ein Aufwachen in die Wirklichkeit hinein. Mit allen Fragen, die dann kommen: Fange ich jetzt an zu spinnen? Habe ich nur geträumt? Bin ich noch normal? Angst ist ein Gefühl, ein Bewusstseinszustand. Ich habe Angst vor der Nacht, sage ich. Oder muss ich sagen: Ich fürchte mich vor der Nacht. Nein. Ich fürchte mich ja nicht vor der Nacht, vor dem Dunkel, der Stille, dem Wegsein. Angst hat keinen Bezug zu objektiven Bildern, die er-

schrecken können, Angst ist vor den Bildern, hinter den Bildern, Angst ist kein Bild, Angst ist Angst und mit nichts anderem erklärbar. Es kommt ja nichts im Zustand der Angst, kein Blick auf den Verlauf, auf ein Ende, es ist Zeit, die stillsteht, unbegrenzt, grenzenlos, ohne Sonne und ohne Mond.

-Ich habe die Angst meines Mannes zu meiner eigenen Angst gemacht-, sagte ich und wartete auf Zustimmung oder Einverständnis oder Anteilnahme oder Mitgefühl. Wie konnte ich erwarten, erraten oder gewusst zu werden, wenn ich nichts sagte? Ich pumpte nur eine neue Last in mich hinein, ich verschluckte die Bilder, die kamen, und machte mich steif.

-Steh einmal auf-, sagte Klara, -und spür deinen Atem.-

-Jetzt beobachtet sie mich-, dachte ich, -und analysiert meine Blockade und die Starre-, das führte erst recht zu einer verstörenden Hemmung. Dann wollte ich immer gehen, lieber weggehen, als mich der Peinlichkeit einer Beobachtung auszusetzen. Dass ich blieb, lag an den drei Nerven, die aus einem Geflecht entkrochen waren und über die Brücke gingen. Sie holten dann die Luft, die im steifen Rücken die Wände dehnte.

-Ist alles okay?- fragte Klara.

Natürlich.

SCHWESTER

(Paul Boldt)

Ich lasse mein Gesicht auf Sterne sinken

Vor Jahren schrieb ich einem Freund:
ICH HABE EINE DUNKLE SCHWESTER

ICH HABE EINE DUNKLE SCHWESTER.
WIE LANGE SCHON,
ICH WEIß ES NICHT.
ICH WEIß NICHT,
WER DIE MUTTER WAR,
DIE DIESES DUNKLE KIND MIR GAB,
ZU SEIN AN MEINER SEITE.
ICH HABE EINE DUNKLE SCHWESTER,
MEIN HAUS IST MEINS
UND IHRES SCHON.
WIR WOHNEN HINTER FREMDEN TÜREN,
ICH HIER, SIE DA,
DIE SCHLÜSSEL SIND ZERBROCHEN.
DIE DUNKLE SCHWESTER FÜRCHTET SICH,
SIE KOMMT ZU MIR,
DANN FÜRCHTET`S MICH.
DIE HAND IST KALT,
ICH WÄRM` SIE SPÄTER,
DIE SCHWESTER MIT DER KALTEN HAND.
DANN GEHT SIE HINTER IHRE TÜRE,
DER SCHLÜSSEL IST ZERBROCHEN,

UND MEINE DUNKLE SCHWESTER FÜRCHTET
SICH DURCH DIE TÜRE DURCH DAHIN.
DIE HAND IST KALT,
DIE ICH DANN WÄRME,
IM ARM DIE SCHWESTER, MEINE ARME,
UND ALLES, WAS ICH HAB` FÜR SIE.

ICH HABE EINE DUNKLE SCHWESTER.

Der Freund schrieb zurück:

-Ich wünschte, andere würden ihre dunkle Schwester so kennen, wie du sie kennst, und ihr auch einen Namen geben.-
Klara sagte:
-Gib mir deine Hand.-
-Ist das richtig?- fragte ich.
-Ja-, sagte Klara.

## 2.SCHICHT
KONTAKT

(Tagebuch 1970)

Frage Antwort
Frage Versprechen
Im Glauben gelassene Worte
füllen die Zeit
straßauf straßab
fließen fließen
im fragenden Spiel
Antwort Versprechen
und nichts kehrt zurück

Es war Sommer, und Klara kam mit knallroten Fußnägeln. Das gefiel mir, ich sah Klara genauer an und überlegte, wie alt sie sein mochte, jünger als ich. Als sie mir einen Prospekt ihrer Praxis gab, wusste ich es genau, so sehr viel jünger auch nicht. Der Vergleich verwirrte meine Gedanken, die sich im Wort Frau spiegelten.
-Vielleicht ist es gut-, sagte Klara, -jetzt die weiblichen Anteile zu bekommen, die mütterlichen.-
Wollte ich Weiblichkeit? Wollte ich Mütterlichkeit? War das nicht eher schlecht für die Barriere, die ich zwischen sie und mich schob?
-Was für ein Unsinn-, dachte ich und fragte:
-Aber wenn ich mich in dich verliebe?-
Leider kann man ein einmal ausgesprochenes Wort nicht löschen, es steht da und füllt den Raum und macht ihn un-

möglich.
-Damit arbeite ich-, sagte Klara.
Mich regte die Lässigkeit auf, die Unerschrockenheit und Selbstverständlichkeit, mit der sie eine unmögliche Frage erwiderte. Natürlich würde ich mich nie verlieben, aber man kann ja mal patzig unmöglich sein.
-Es ist doch schön, wenn verschüttete Gefühle geweckt werden-, sagte Klara.
-Und wenn es ein Mann ist?- wagte ich weiter zu fragen, weil mir das weitaus gefährlicher erschien.
-Auch dann-, sagte Klara, -was hier erlebt wird, geschieht auf einer Ebene, die symbolische Bedeutung hat. Alle Gefühle, die kommen, dürfen sein, auch Liebe, sie darf fließen, das Fremde und Verstörende braucht ein Ventil, ich gebe einem Menschen die Möglichkeit, sich über mich kennenzulernen, in seiner Seele und in seinem Körper. Wir Körpertherapeuten holen nach, was in der Entwicklung eines Menschen unerfüllt geblieben ist, das sind nicht aktuelle alltägliche Berührungswünsche, es ist der Mangel oft frühkindlich erfahrener Zuwendung an Gehaltensein in einer Not und in einem Schmerz.-
Das also ist Körpertherapie! Ich wollte mein Herz nicht fühlen und ihm die Möglichkeit schenken, hier etwas zu bekommen, das vielleicht ganz schön sein kann. Andere, beschloss ich, haben Glück, wenn Klara ihnen eine alte Bedürftigkeit zeigt und stillt, ich habe andere Mechanismen, wieder ins Gleichgewicht zu kommen.
Als ich nach Hause fuhr, den langen Weg über die heimatlichen Berge, sah ich Schafe auf einer Wiese. Ich hielt an, sehr weich unter einer harten Schicht, und beobachtete ein

Lamm, das sich unter den Bauch der Mutter schob. Gleichmütig rupfte die Mutter das Gras, während ihr Lamm gegen ihren Bauch stieß. Sie nahm es nicht in den Arm, sie hätschelte es nicht, sie berührte nicht seine Stirn – sie machte, was die Natur ihr als richtig sagte, das Lamm wird großwerden und rupfen und selber ein Lamm bekommen, es wird niemals Angst vor einem Wolf haben.

möglich.

-Damit arbeite ich-, sagte Klara.

Mich regte die Lässigkeit auf, die Unerschrockenheit und Selbstverständlichkeit, mit der sie eine unmögliche Frage erwiderte. Natürlich würde ich mich nie verlieben, aber man kann ja mal patzig unmöglich sein.

-Es ist doch schön, wenn verschüttete Gefühle geweckt werden-, sagte Klara.

-Und wenn es ein Mann ist?- wagte ich weiter zu fragen, weil mir das weitaus gefährlicher erschien.

-Auch dann-, sagte Klara, -was hier erlebt wird, geschieht auf einer Ebene, die symbolische Bedeutung hat. Alle Gefühle, die kommen, dürfen sein, auch Liebe, sie darf fließen, das Fremde und Verstörende braucht ein Ventil, ich gebe einem Menschen die Möglichkeit, sich über mich kennenzulernen, in seiner Seele und in seinem Körper. Wir Körpertherapeuten holen nach, was in der Entwicklung eines Menschen unerfüllt geblieben ist, das sind nicht aktuelle alltägliche Berührungswünsche, es ist der Mangel oft frühkindlich erfahrener Zuwendung an Gehaltensein in einer Not und in einem Schmerz.-

Das also ist Körpertherapie! Ich wollte mein Herz nicht fühlen und ihm die Möglichkeit schenken, hier etwas zu bekommen, das vielleicht ganz schön sein kann. Andere, beschloss ich, haben Glück, wenn Klara ihnen eine alte Bedürftigkeit zeigt und stillt, ich habe andere Mechanismen, wieder ins Gleichgewicht zu kommen.

Als ich nach Hause fuhr, den langen Weg über die heimatlichen Berge, sah ich Schafe auf einer Wiese. Ich hielt an, sehr weich unter einer harten Schicht, und beobachtete ein

Lamm, das sich unter den Bauch der Mutter schob. Gleichmütig rupfte die Mutter das Gras, während ihr Lamm gegen ihren Bauch stieß. Sie nahm es nicht in den Arm, sie hätschelte es nicht, sie berührte nicht seine Stirn – sie machte, was die Natur ihr als richtig sagte, das Lamm wird großwerden und rupfen und selber ein Lamm bekommen, es wird niemals Angst vor einem Wolf haben.

# SCHATTEN

>(Tagebuch 1974)
>Morgen will ich anders sein
>und fremde Lieder singen,
>morgen werde ich vielleicht
>mein Herz zum Sterben zwingen.
>Morgen will ich nicht mehr sein,
>das Spiel wird niemals enden,
>morgen halte ich nicht mehr
>mein Wort in meinen Händen.

Drei Monate dauerte die Therapie inzwischen, manchmal hatte ich Mühe, eine Stunde zu füllen, und die Zeit war zäh. Ich wusste nicht, was ich wie erzählen sollte, ich kam oft mit einem schlimmen Bauch und fuhr genauso wieder nach Hause. Die Augenentzündung schob ich auf die Tränen, die gekommen waren, also wollte ich auch nie wieder weinen. Im Anschluss an das Gespräch machte Klara Körperübungen, die ich schlecht mitmachen konnte. Ich litt unter dem Druck, erfolgreiche Ergebnisse berichten zu können: dass der Darm nicht mehr weint und ich nicht mehr müde bin. Ich wollte Klara nicht enttäuschen und erzählte nichts von dem Tag im Krankenhaus, in das ich wegen einer befürchteten Kachexie kam, ich saß wieder in Klaras Praxis und empfand die Abgeschiedenheit zwischen den Wänden beruhigend.
-Ich muss wissen, mit welchen Zielen du kommst-, sagte

Klara.
Der Ton alarmierte mich, und eine Welle Glut schoss durch meinen Bauch.
-Ich komme, um zu einer gesunden Stabilität zurückzufinden-, sagte ich, -zu mehr Sicherheit wieder im Leben und zu einem gesunden Körper.-
-Das ist mir zu ungenau-, sagte Klara.
Ich fühlte, wie mir der Mut wegbrach und das kleine Vertrauen, nie wieder würde ich die Hand nehmen können, ich hatte keine klaren Ziele, also war jetzt Schluss.
-Mit welchem Gefühl soll ich arbeiten?- fragte Klara.
Ich begriff nichts mehr, die Wände stürzten feindselig gegen meinen Kopf.
-Ich fühle mich nicht gut-, sagte ich.
-Das ist kein Gefühl-, sagte Klara.
Was wollte sie hören? Ich spürte, wie die leere Gleichgültigkeit erloschener Jahre nach mir griff, ich war fünfzehn und hatte zwei Monate in England Zeit, eine versehrte Mädchenseele gleichgültig zu machen. Wieviel würde Klara mir glauben? Aber ich schwieg, eingeschnürt alle Worte und verschluckt.
-Hast du nicht manchmal Wut?- fragte Klara.
Ich schüttelte den Kopf. Nein.
-Nicht auf deinen Stiefvater? Nicht auf deine Mutter?-
-Ich habe einen Brief meiner Mutter-, sagte ich, -ich war siebzehn, als ich ihn bekam, ich habe ihn tausendmal gelesen, ich bin zehnmal mit ihm umgezogen, ich verstehe ihn noch immer nicht.-
-Was steht in dem Brief?- fragte Klara.
-Meine Mutter glaubte mir nicht, was der Stiefvater mir

angetan hat, sie sprach von einem Missverständnis, und ob ich ihrzuliebe nicht alles vergessen könne.-
-Und du warst nicht wütend?- fragte Klara.
-Ich habe gar nichts gefühlt-, sagte ich, -ich habe mich gleichgültig gemacht.-
-Was hätte deine Mutter tun sollen?- fragte Klara.
-Sie hätte mir glauben müssen, sie hätte mich schützen müssen, und sie hätte mich trösten müssen-, sagte ich.
-Wie tröstet man ein Kind?- fragte Klara.
-Man nimmt es in den Arm-, sagte ich.
Soviel hatte ich bisher noch nicht gesagt, ich fühlte mich überhaupt nicht wohl und schämte mich, Schlechtes über meine Mutter gesagt zu haben.
-Ich möchte meine Mutter nicht schlecht machen-, sagte ich.
-Natürlich loyalisierst du dich mit ihr-, sagte Klara, -das musstest du tun als Kind, sonst wärst du gestorben.-
-Ist das nicht übertrieben?- fragte ich.
-Nein-, sagte Klara, -du musstest dir einen Schutzraum schaffen, um mit einem Schmerz und einer großen Verletzung weiterleben zu können, du hast dich nicht gewehrt, aus Angst, einen Menschen zu beschmutzen, der das selbst mit dir getan hat, und als du dich wehrtest und das Leid erzähltest, hat deine Mutter dir den Schmutz nicht geglaubt und als Missverständnis erklärt. Wie soll ein Kind das begreifen!-
Die anschließenden Atemübungen waren ein überflüssiges Anhängsel. Schon auf dem Weg zu meinem Auto fing ich an zu weinen, Gott sei Dank erst dann.

HUNGER

>(Tagebuch 1974)
>Verzeiht, wenn ich singe,
>und ein Engel stört eure Launen
>und ruft: Hört!
>Verschlossne Ohren, laute Münder.
>Verzeiht, wenn ich singe,
>und der Engel geht.

Die Tage bis zu nächsten Sitzung vergingen zu langsam. Die Tage bis zur nächsten Sitzung vergingen zu schnell. Ein unbestimmter Wunsch ließ mich ständig auf den Kalender gucken: dass ich ja nicht den Termin verpasse und mich im Tag und in der Uhrzeit irre! Und mögen noch lange Tage bis dahin vergehen! Viele Male wiederholte ich den Satz: Wie tröstet eine Mutter ihr Kind? Ich hatte das unendliche Bedürfnis, dieses Kind zu sein, natürlich mit der Mutter, die tröstet. Und diese Mutter war Klara. Meine Phantasie reichte nur bis hierhin, alles andere verstrickte sich in einem undurchschaubaren Geflecht von Übertragung, Fremde, Bedürftigkeit und Unmöglichkeit. Um getröstet werden zu können, musste ich einen Grund haben, es gab aber keinen, und das, was ich erzählt hatte, reichte niemals aus, einen fremden Menschen in den Arm zu nehmen. Ich konnte auch schlecht auf Kommando traurig sein, und auch wenn ich Trauriges erzähle, heißt das noch immer nicht, dass ich dabei traurig bin. Vielleicht wäre es ja auch einfach nur genug, mal wieder meine Hand in Klaras Hand

zu legen. Ich könnte mich daran festhalten und mir ausdenken, wie es wäre, in beiden Händen zu sein. Jeder Tag hatte einen neuen Traum, und alle zerplatzten an der Vorstellung eines plötzlichen Hungers. Außerdem ging mir auch noch immer Klaras Frage im Kopf rum, welche Ziele ich in der Therapie hätte. Eine befriedigende Antwort hatte ich ja nicht gegeben. Also – dachte ich, als ich dann zu der Sitzung fuhr – eigentlich möchte ich gar nicht hin.
Ich begann mit den Zielen, ich wollte mich überrumpeln und meine Sehnsucht zum Verschwinden bringen, indem ich Klaras Unmut provozierte. Fast hätte ich geweint, ich strapazierte ein verlangendes Gefühl bis zur eigenen Lächerlichkeit und wollte am liebsten nur gesagt haben:
-Kannst du mich in den Arm nehmen?-
In einer der ersten unnahbaren Stunden hatte Klara das gefragt:
-Soll ich dich in den Arm nehmen?-
Da hätte ich es bekommen und wollte es nicht, nun wollte ich es und wusste nicht, wie ich es sagen konnte.
Den Brief meiner Mutter hatte ich mitgebracht und gab ihn Klara. Sie las ihn und sagte:
-Deine Mutter hat dich abgegeben.-
-Das ist nicht wahr-, sagte ich.
-Deine Mutter glaubt dir nicht und bittet dich gleichzeitig, das alles zu vergessen. Was hat der Stiefvater gemacht mit dir?-
Sofort ging ich zu dem roten Fleck an der Hauswand vor dem Fenster. Wie kann man über körperliche Verletzungen sprechen, wenn die Sprache eines Kindes kein einziges Wort dafür kennt? Also muss man eine andere Sprache fin-

den, die über Bilder, Symbole und Metaphern das Schweigen hörbar macht. Eine hässliche und gemeine Berührung (Liebe) bleibt eine hässliche und gemeine Berührung und löst beim Zuhörer nichts anderes aus als Hässlichkeit und Gemeinheit, die Scham im Kind aber ist zerbrechlich und verloren – sie braucht eine eigene Sprache, um das Unsichtbare darin sichtbar zu machen. Ich habe das versucht, in Bildern, in Texten, in einer Gegenwelt, in der ein Kind das an ihm begangene Unrecht ausgehalten hat. Leider verschwindet das Kind oft im Vergessen, da wächst Gras drüber, und nach Jahren perfekter Geheimhaltung kann man aufatmen: dieses Kind wird nichts mehr sagen, weil es vergessen hat. Immer wieder muss man eine neue Sprache finden, erst für das Unsagbare des Körpers, dann für das Unsagbare der Seele. Man sucht Entsprechungen in der Literatur, in der Kunst und Musik, darin entdeckt man das Bleibende und Nievergehende, den Trost, mitgedacht gewesen zu sein, wenn ich einen Choral von Johann Sebastian Bach höre. Im Aufspüren künstlerisch bewältigter Einsamkeit und Verlassenheit steckt eine ungeheure Kraft, die sich bei vielen der Frauen und Männer, die ich auf Veranstaltungen kennengelernt habe, zeigt: selbst kreative Ausdrucksformen zu finden, die nicht mit Kunst zu vergleichen sind, sich aber künstlerischer Mittel bedienen. Die schönste Lebendigkeit für diese Form sind die Nanas von Niki de Saint Phalle in ihrer fröhlichen, weiblichen Identität.
-Ich bin hier richtig-, dachte ich und löste mich von dem roten Fleck, -hier komme ich an die Wurzeln weiblicher Verstörung.-

- Ich möchte nicht darüber sprechen-, sagte ich.
Ich blickte Klara an und sah nichts Abweisendes, keine Ungeduld oder verständnislosen Nerven, ich atmete aus und sagte:
-Kannst du mich in den Arm nehmen? Geht das?-
-Ja-, sagte Klara und stand auf, ich stand auch auf und atmete ein und aus und ein und aus zwischen vier Armen. Als ich meiner Tochter erzählte, was Körpertherapeuten machen, sagte sie nur: Das ist doch schön, dass es Menschen gibt, die einen in den Arm nehmen können.

SEELE

> (Tagebuch 1974)
> Dahinter hör ich seine Worte
> im Traume, Nacht um Nacht,
> wenn in der Ferne meiner Stunden
> ein dunkler Engel wacht
> und dunkel singt.
> Und singt mir fremde schöne Lieder,
> in die mein Herz verwundet fällt.
> Der Engel geht. Ich habe nichts,
> das seine Stimme hält
> und wiederbringt.

Auf dem Heimweg zerbarst das Atmen: Das war nicht gut, das war sogar furchtbar! Eine Schamwelle nach der anderen lief durch den Bauch, ich dachte, nie wieder werde ich zu einer Sitzung fahren können. Wirklich wichtig war gar nicht das Indenarmnehmen, wichtig war das Aussprechen einer angesammelten Frage: Geht das? Zuviel über „körperlose" Jahre, über Sehnsucht und Wegheben – in einer der ersten Stunden hatte Klara direkt gefragt: Hast du einen Wunsch? Soll ich dich in den Arm nehmen? Niemals wäre mir ein solcher Wunsch in den Sinn gekommen! Nun war es so, kein Angebot von Klara, eine Plötzlichkeit von mir. Gespürt habe ich das gar nicht richtig, ich hörte nur „Atmen" und war erstaunt über die Wärme, die fühlbare. An der Schafswiese kam die Umkehr: Was habe ich gemacht? Oder gibt es etwas, das größer ist als die Kontrolle über den Verstand? Etwas, das einem davonläuft und in einer eigenen Lebendigkeit den Weg verlässt? Und was ist, wenn ich es noch einmal wünschte? Die Therapie bei Klara ist so anders als die bei dem Gesprächstherapeuten. Klara gibt Erklärungen und zieht Verbindungen und stellt Kausalitäten her. Das hatte der Therapeut nicht gemacht. Ich wehrte mich gegen die Möglichkeit bestimmter eingefahrener Muster und Prägungen. Immer wieder sagte ich mir, dass das zwar sein könnte, bei mir aber nicht stimmte und auf mich nicht passte.

Ich hatte mich verändert in den letzten Monaten, ich war nicht mehr weich, körperlich nicht und innen auch nicht. Das fehlte mir. Es war, als hätte der abgenommene Körper die Seele kantig gemacht, scharf an den Rändern und abgegrenzt. Eine Seele aber, die einmal dawar, verliert ihren Umfang nicht, sie bleibt immer die alte und sucht sich zurück.

An der Quelle hatte ich geweint, ich erinnerte mich an die Imagination und dachte: Am Rande des Wassers stehen die Mütter, sie blicken in den Spiegel und sehen ihr eigenes Bild, aber sie suchen nicht ihr Bild, sie suchen die Seele ihrer ungeborenen Kinder, die unsichtbar und körperlos in der Tiefe zittern und hinaufblicken zu den Gesichtern der Mütter: Welche wird mich nehmen? Welcher bin ich genug? Mich für ein Leben zu lieben?

Wie lange dauert eine Liebe? Von der Empfängnis bis zur Geburt? Von der Empfängnis bis zum ersten Wort? Von der Empfängnis bis zur Lüge?

Was kommt danach?

Mamamamamama. Wenn man sieben ist und acht oder

neun, hat die Angst keinen Namen, sie kommt und flammt und vergeht hinter dem namenlosen Bild, bis man mit elf oder dreizehn ein Angstwissen angesammelt hat, das nun die Namen weiß. Zuviel für ein Kinderleben, Recht und Unrecht, Schande und Schutz, das darf ein Kinderleben noch nicht erfragen müssen und all die nachfolgenden Wörter: Vertrauen und Mama, Wahrheit und Lüge und Mamamamamama.

Vielleicht war es möglich, darüber in einer Sitzung zu sprechen, vielleicht glaubte mir Klara ja auch kein Wort oder hielt es nicht für wichtig, dann würde ich eben wieder bei den Schafen anhalten und zusehen, wie das Lamm mit der Mutter geht.

VERTRAUEN

(Tagebuch 1970)
Schläft der Tag in Herbstesstille,
kühlt der Tau die fremde Nacht,
ist das Haus von hundert Sternen
nur für dich, mein Kind, bewacht.

Kein Kummer trübt dein Herz im Traume,
kein Schatten fällt auf dein Gesicht,
und schweigend steh ich, dich zu sehen,
und kenne mich im Staunen nicht.

Die Sonne schwimmt unter der Erde.
Dein neustes Wort ist Känguruh.
Ich halte deinen kleinen Finger
und decke ihn mit Liebe zu.


Jedes Wort hat ein Gegenwort. Jede Berührung auch einen Abschied und jeder Ton ein Verklingen. Das Gegenwort von Angst ist Vertrauen. Wenn Novalis fragt und antwortet: Wo gehen wir hin? Nach Hause, immer nach Hause – meint er den Weg nach innen, zu dem Kern der letzten Winzigkeit und allergrößten Erkenntnis, sich im Leben verstanden zu haben. Angst verschließt diesen Weg, Vertrauen öffnet ihn. Ich musste noch einmal bei Klara auf die Frage nach meinen Zielen für die Therapie zurückkommen und sagte:
-Ich möchte lernen zu verstehen, warum mich mein Leben zu der Frau hat werden lassen, die ich bin. Ich bin kein

schwacher Mensch, ich klage nicht, ich habe meine Kraftquellen. Ich wäge das Banale ab gegen das Kostbare, immer war das Kostbare mehr und voller und goldener, trotzdem fließen Zeiten auseinander und ich habe Mühe, verlorene Wörter wieder einzusammeln. Ich kann noch immer nicht eindeutig sagen, was ich will bei dir, jede Stunde nehme ich eine Ranunkel in die Hand und berühre mit dem Finger die Blütenblätter, sie fächern sich, Schicht für Schicht, in immer dichter werdendem Umschließen ihres Herzens, es ist eine Reise ins eigene Herz, wenn ich die Blätter trenne und jeder Schicht Namen gebe: Kontakt, Schatten, Sehnsucht, Angst, Schwester, Hunger, Seele, Vertrauen, Heimat, Leben, Scham, Mutter, Tod, Stille…Wenn ich im Herzen angekommen bin, werde ich es dir sagen.-
-Da haben wir ja noch eine Menge zu tun-, sagte Klara.
In dem Augenblick hatte ich eine Ahnung von grenzenloser Sicherheit, mich einer Fülle von Gefühlen aussetzen zu können, ohne allein zu sein und verlassen zu werden. Aus der Angst vor dem Schritt ins Leere, eine alte Wunde darin vielleicht wieder zu spüren und nicht auf jahrelange gut funktionierende Mechanismen zurückzugreifen, machte sich eine Hoffnung selbständig auf Erleichterung und Entlastung. Es war nicht der Satz –Da haben wir ja noch eine Menge zu tun-, es war die helle Stimme, ein fröhlich zuversichtlicher Klang, nicht Tod und nicht Teufel zu fürchten.
-Mir passiert hier nichts-, dachte ich, -es ist alles richtig, es ist alles in Ordnung.-
Viele Male sollte ich die Richtigkeit und Ordnung noch abfragen, aber mit jedem Mal wuchs die Überzeugung, dass es so war.

## 3. SCHICHT
KONTAKT

(Kathrin Asper, Verlassenheit und Selbstentfremdung)
„Mütter hatten wir, Mütter suchen wir ein Leben lang"


Ein halbes Jahr nach der ersten Sitzung hatte ich die übliche erste halbe Stunde erzählt, ein bisschen Kindheit, ein bisschen Bauch, ein bisschen Tod meines Mannes, beherrscht und verzittert grandios, das wusste ich. Danach kam dann die Arbeit mit dem Körper, Atmen: Lass den Atem durch den Körper fließen, Gehen: Spür deine Füße, wie fest sie auf dem Boden stehen, Dehnen: Stell dir vor, du bist eine Katze, Fühlen: Ist jetzt etwas anders als vorher, Hände: Was wollen die Hände.
-Ich schlage vor-, sagte Klara, -dass du dich zwischen meine Beine legst, mit dem Rücken zu mir.-
-Wie soll das gehen?- fragte ich irritiert.
-Ich setze mich an die Wand-, sagte Klara, und du legst dich zwischen meine Beine.-
-Niemals-, sagte ich.
-Gut-, sagte Klara, -können wir uns dann Rücken an Rücken setzen, ist das okay?-
Ja, das könnte ich versuchen. Während mein Rücken in Klaras Rücken atmete, überlegte ich –neugierig geworden- was meint sie denn mit dem anderen? Und sagte es auch:
-Ich möchte das andere versuchen.-
-Gut-, sagte Klara, -dann komm.-
Als ich zwischen den Beinen saß, wusste ich nicht weiter.

-Und jetzt?-
-Jetzt kannst du deinen Kopf an meine Schulter legen-, sagte Klara.
Wie ging das? Ich war mächtig auf der Hut und steif wie ein totgeschossener Hase, dem die Beine in den Himmel ragten. Das Zimmer schloss sich bis auf das Fenster zu einer Wand in Abgeschiedenheit mit der Welt draußen, das ist so still, dass ein Schweigen fast hörbar wird und im Ohr rauscht. Mein Schweigen hatte viele rauschende Ohren, ich mochte es nicht stören, und das Rauschen war eher Blut durch das Herz. Das wollte ich fühlen, das Herz, meines. Auf die wenigen Fragen von Klara konnte ich ohnehin nichts sagen: Was möchtest du – ist das so in Ordnung – was wollen die Hände? In Ordnung war alles, nichts war in Ordnung.
-Vergiss den Kopf-, sagte Klara, -und spür hin, was dir guttut.-
Es war so fremd, an dem Körper einer Frau zu liegen. Nach der ersten Unruhe und krampfhaften Kontrolle erlebte ich Augenblicke unendlicher Wohltat, ich vergaß für eine Sekunde den Kopf und ging heraus aus mir und sah mich zwischen Klaras Beinen auf ihrem Körper liegen, wie ein Kind nach der Geburt an der Mutter liegt. Der Gedanke war so absurd, dass ich entsetzt nach meinem Kopf verlangte und beherrschten Nerven, trotzdem blieb ich liegen, weil es schön war. Was passierte da?
-Es hört auf, wenn du satt bist-, sagte Klara.
Satt ist das Gegenwort zu Hunger. Woher wusste Klara von Hunger, ein Wort, das mein Kopf nicht kennt und plötzlich als einziges Hungerwort in meinem Hals wanderte, die ver-

stummte Stimme rauf und runter: Bloß nicht bewegen, sonst ist das vorbei! War das jetzt Liebe oder was? Mein halber Rücken auf Klaras Bauch regte keine Faser, ich konnte den roten Fleck an der Wand vor dem Fenster nicht sehen von der Matratze aus, ich hatte alle Sicherungen verloren und griff mit den Händen ins Leere.

-Wir Körpertherapeuten arbeiten so-, sagte Klara, -du bist nicht die einzige hier, aber du bist einzig, so wie du bist. Dein Bedürfnis ist Nähe und Hunger und Sehnsucht und ganz viel Angst. Körperliche Nähe hast du ja nie angstfrei erleben können – um sich aber gesund entwickeln zu können, brauchen wir Berührung und Verbindung zu einem Menschen. Ich entlade die Störung, die dir als Kind die Unterscheidung von guten und schlechten Berührungen zerschlagen hat. Was der Stiefvater gemacht hat, war falsch, was deine Mutter versäumt hat, war anders falsch, deine Wunde nicht versorgt zu haben, so dass du denken musstest, du und nicht der Stiefvater habe etwas Unrechtes getan, für das du keinen Trost erwarten konntest. Kannst du spüren (fragte Klara), wie anders es ist, in einem normalen Kontakt an meinem Körper zu liegen?-

Nein, das konnte ich nicht, es gab einen Augenblick unendliche Entspannung, aber sofort erhoben die Alarmglocken ein warnendes Geläute: Bloß nicht fallen lassen und vielleicht sogar anfangen zu genießen!

Das sagte ich auch.

-Warum nicht genießen?- fragte Klara.

-Es ist so intim-, sagte ich, -ich habe Sorge, dass ich da was verwechsele.-

-Das ist doch deine alte Geschichte-, sagte Klara, -aber

nicht du hast etwas verwechselt, sondern dein Stiefvater.-
Ich schloss die Augen und entspannte erschöpft den Rücken und den Kopf. Um nicht zu ertrinken, bat ich um Klaras Hand. Ich hielt mich an ihr fest, als sei ich schon ertrunken.
-Hier darf Liebe fließen-, sagte Klara.
Das ist ein schöner Satz. Ich schrieb ihn an die Wand und hoffte, dass er mir einmal sagen würde, was denn richtig sei.
Schließlich löste Klara den Kontakt, indem sie sagte:
-Sollen wir es jetzt erst mal so lassen?-
Das sollte ich noch viele Male hören. Gehen und es erst mal so lassen. Spätestens an der Schafswiese wachte ich auf.

# SCHATTEN

(Kathrin Asper, Verlassenheit und Selbstentfremdung)
„Man hat sich das Fühlen abgewöhnt und darf die wahren Gefühle nicht mehr wahrnehmen"


Auch in der nächsten Stunde lag ich an Klaras Körper, mein Rücken auf ihrem Bauch und an ihrer Brust, mein Kopf in der Schulter. Ich hatte mich verfahren auf dem Weg zur Therapie, ich fand in dem Labyrinth der mir fremden Stadt nicht den Weg zurück, bis ich das Auto an einer Tankstelle stehenließ und mir ein Taxi rief, das mich in die Praxis brachte. Verspätet und atemlos kam ich an und brauchte eine Weile für den heißen Kopf. Er war so heiß und verhetzt, dass ich auf Klaras Frage –Hast du einen Wunsch?- sagte:
-Kannst du mich wieder in den Arm nehmen?-
Die Unruhe war furchtbar, Klara hielt meine Schultern, fuhr die Arme entlang und sagte:
-Ich bin nicht deine Geliebte.-
Es dauerte einen Tag und eine Nacht, bis ich den Satz begriffen hatte. So wie ich ihn begriffen hatte. Oh Gott! Hätte ich doch bloß nicht den Wunsch nach einer Umarmung geäußert, er war unpassend und unmöglich, ich erzählte Kleinigkeiten, Schönes auch, und verwechselte vertraut mit vertraulich. Man spricht leiser im Liegen, die Farben sind andere, die Formen, und das Leise verändert die Realität, Bedürfnisse sind viel intensiver, und irgendwo geisterte der Satz -Hier darf Liebe fließen- durch den Raum. Aber nicht so, wie ich sie verstanden hatte und von Klara korrigiert

wurde. Ich wollte keine Freundschaft, ich wollte kein Verhältnis, ich wollte keine Liebe – nur, da sie mir so offen erlaubt wurde, horchte ich mal hin nach der letzten Körperstunde und fand es sekundenlang schön, in einem Arm gehalten zu werden, und hörte, das dürfe sein, bis ich satt bin. Ich habe Klara gerochen und geatmet, das tut man doch, wenn man so nah bei einem Menschen ist, ich hatte mich tatsächlich nach einem neuen Mal gesehnt und fragte mich, wie ich eine abstrakte Begegnung aus dem Kontakt machen und die Gefühle als Nur-Gefühle in mein Leben integrieren sollte, wenn ich doch wusste, dass es an Klara erlebte Gefühle sind? Spiegelungen und Übertragungen waren mir nichts Neues, und immer wieder passierte es, dass ich nicht merkte, da massiv hineinzufallen, dann verschoben sich Realität und Idealität, und die Unfähigkeit, die Balance wiederherzustellen, machte mir zu schaffen.
-Du kannst mich anrufen-, hatte Klara zu Beginn der Therapie gesagt. Es gab keinen Grund, das getan zu haben, jetzt war es ein Grund, ein heftiger und dringender. Ich war aufgeregt und hatte mir Stichwörter auf ein Papier geschrieben: Liebe, Unschuld, Scham, Identität, Mutter.
Klara unterbrach mich kein einziges Mal, als ich sagte:
-Ich habe lange gebraucht, das Wort „Geliebte" zu verstehen, warum es mich stört, zunächst gestört hat und jetzt nur noch gemein klingt. Ich weiß nicht, was ich für den Stiefvater war, wie man das nennt, später war von väterlichen Gefühlen die Rede, von Liebe auch, die ich falsch verstanden hätte. Natürlich gelang mir als Kind keine Analyse und intellektuelle Aufarbeitung einer Verstörung und Verschiebung von nur erfühltem Unrecht, von dem, was zutiefst falsch war,

das alles habe ich erst viele Jahre später in Büchern gelesen und darin die Bestätigung meiner „Unschuld" gefunden. Als ich mit dem Thema an die Öffentlichkeit gegangen bin, habe ich bei Freunden meines Mannes genau das gehört, was einem Kind leider oft unterstellt wird: eine gewisse Mitschuld, es vielleicht ja auch gewollt und schön gefunden zu haben. Aber getragen von den Wildwasser-Frauen und meinen Freundinnen, prallten Bemerkungen von mir ab, zumal ich eine ungeheure Erleichterung spürte, in meine eigene Wahrheit die zu holen, die schlecht mit „Schuld" umgehen konnten. Ich hätte nicht einen einzigen Vortrag halten können, wäre auch nur ein Wort konstruiert gewesen.

Vor dreißig Jahren war ich zum ersten Mal krank, meine Tochter war so alt wie ich damals, als die Not das Herz aushöhlte. Ich ging zu einem Therapeuten, erzählte und hörte: „Ein kultivierter, künstlerisch veranlagter Mensch hat vielleicht seine Freude daran, einen schönen Mädchenkörper zu berühren." Ich hatte den Brief meiner Mutter und diesen Satz, mit mir musste etwas nicht stimmen, in meinem Kopf saßen „richtig" und „falsch" an falschen Stellen, ich war sicher nicht normal, wenn andere anders dachten.

Als du von „Geliebte" sprachst, passierte etwas Ähnliches, diffus erst und fremd, bis mir klar wurde, was es ist: Eine Unterstellung, sexuelle Wünsche auf einen Menschen zu übertragen, der doch nur ein gutes Gefühl bei mir wecken möchte. Vielleicht hinkt der Vergleich, der Stiefvater habe doch auch nur Zuwendung gewollt, wie du, und von mir ging ein Signal aus, weiterzumachen, weil es mir gefiel und ich ein Begehren an sexuellen Handlungen zeigte, das mir jede Schuld in die Schuhe schieben konnte. Gut, der Stiefvater

hat nicht gesagt: Ich bin nicht dein Geliebter – aber die Unterstellung von dir, Wünsche an ein Liebesverhältnis zu haben, ist da, und das stört mich. Was ich möchte und was mir fehlt: Ich möchte „unschuldig" eine körperliche Zuwendung erleben, ich möchte das wiederfinden, was mir als Kind genommen wurde, die Identität als Mädchen, dem viel zu früh die kindliche Unschuld verstümmelt wurde.-
Das alles hatte ich gesagt, bis ich Klara hörte:
-Es tut mir so leid, das musst du mir glauben, es tut mir so leid, ich habe „Geliebte" gesagt, um dir die Sicherheit zu geben, geschützt zu sein, und dass du nicht den Kontakt als Übergriff auf deinen Körper sehen sollst. Es sind keine sexuellen Handlungen, die zwischen uns passieren, es ist normale Zuwendung und normales Annehmen einer Umarmung, das hast du nicht gelernt als Kind, eine Umarmung war mit schlechter Absicht verbunden – da aber die Sehnsucht nach guter Absicht immer da war und lebenswichtig ist, wehrst du dich lieber gleich, um die alten Übergriffe nicht zu spüren.-
Ich habe soviel gelesen und anderen erklärt, diese Worte fehlten mir, ich brauchte sie für mich ganz allein, ein anderer Mensch hat sie mir einzeln aufzählen müssen: Sicherheit, geschützt, normal – ich wollte noch nicht an die letzten Tage in jenem Oktober denken, als er lange bei mir war und ich ihn barg in meinem Arm, weil auch er mich einmal schützend barg und mir die Angst nahm, in dem Anruf bei Klara ging es um eine Mädchen-Geschichte, ich war klein, und „richtig" und „falsch" saßen an falschen Stellen im Kopf, jetzt endlich fanden sie die richtigen Stellen.

HEIMAT

> (Kathrin Asper, Verlassenheit und Selbstentfremdung)
> „Wer sich verlassen fühlt, sehnt sich nach Aufhebung dieses Zustandes."

Meine Freundin sagte: „Wichtig ist, wie du die Zeit zwischen zwei Sitzungen erlebst und was die Gefühle mit dir machen."
So ausgleichend der Anruf nach der letzten Stunde war und eine befreiende Erkenntnis brachte, so unruhig verliefen die Tage danach. Ich hatte etwas bekommen, das doch das Atmen lang und gleichmäßig machen sollte, aber mein Kopf schob sich dazwischen und balancierte mich eine Leiter rauf und wieder runter, jeder Anfang einer kontrollierten Analyse meiner Gedanken endete sofort in einem verholzten Dickicht, und mir fiel nichts dazu ein als nur die Bach-Kantate: Ich hatte viel Bekümmernis. Worin die Bekümmernis bestand, war nicht zu sehen und nicht zu erklären, sie war ein Wort, das gar nicht in die Tage passte. Allerdings mobilisierte sie andere Kräfte, die ich oft in ähnlichen Situationen erlebt hatte: keine Apathie und Lähmung, im Gegenteil, die Bekümmernis verhalf mir zur Freude, das Projekt eines Gottesdienstes mit den Frauen meiner Gruppe zu entwickeln und mit Ideen und Leben zu füllen. Ich wickelte die Bekümmernis in einen Rausch ein, ließ der Rausch nach, schrieb ich Briefe oder spielte Klavier und blies in die Glut, bis die Flamme wieder loderte. Dann ließ das Reißen am Herzen nach, verlosch die Flamme, kam es wieder und zog mich schließlich dahin, wo alles

Ausweichen und alle Räusche nichts mehr verdecken konnten: Meine Bekümmernis war ein verlassener Gedanke, der ständig neue Bilder an die Herzwand projizierte, wie ein Diaapparat, dessen Ausstellknopf kaputt ist. Um die Bilderflut zu stoppen, schob ich meinen Finger zwischen zwei Dias, verbrannte ihn mir und hatte endlich einen Gegenschmerz zu dem Reißen. In diesem Schmerz hörte ich mich weinen, aber nicht ich weinte, ein Bild weinte aus der Serie, mit keiner Erinnerung verbunden. Die kam erst in der Nacht, ich wachte auf, Herzklopfen überall, in den Nerven, ich fühlte über meinen Arm, die Stirn, die Brust und den Bauch. Das bin ich, dachte ich und wunderte mich über die Wärme aus meiner Hand. Und plötzlich überschwemmte mich eine maßlose Sehnsucht, schlafende Gesichter zogen an mir vorbei, meine Mutter, meine Großmutter, mein Vater, meine Schwester, Tante Hanna, verlorene Brüder, die Sternseherin Lise, sie hatten die Augen geschlossen und die Hände geöffnet, als würden sie etwas geben oder empfangen wollen. Das Weinen kam wieder, Sterne fielen durch das Fenster und woben ein Netz aus Gold.
-Das möchte ich tun-, sagte ich und löste das fünfzehn Jahre alte Mädchen aus meinem Körper und legte es an Klaras Bauch, an ihre Brust, an ihr Herz und blickte es an, geronnenes Blut, die junge Brust verloschen und nur Musik in den Händen. Nicht fühlbar der Schmerz und ohne Worte das Unrecht. Ich kann nicht wirklich wach gewesen sein, das feine Netz riss, und ich fragte mich ungläubig, was ich getan habe. Als ich realisierte, unbemerkt geblieben zu sein, war ich erleichtert. Niemand, meine Mutter nicht,

die Brüder, die Sternseherin, niemand hatte mitbekommen, was ich da getan habe, und Klara auch nicht.
-Warum eigentlich nicht?- dachte ich in einem erschöpften Aufschluchzen, warum konnte ich nicht wirklich Klara das Mädchen geben, das sich schon lange verlassen von mir fühlte? Könnte ich es nicht für eine schützende Weile in die Obhut einer anderen Mutter geben? Die ihm die Fürsorge und Zuwendung gab, die es nicht gehabt hat? Der Gedanke war so tröstlich, dass die Bekümmernis verflog und ich ruhig auf die nächste Sitzung warten konnte.

LEBEN

(Kathrin Asper, Verlassenheit und Selbstentfremdung)
„Zu sehr stehen die menschlichen Beziehungen im Zeichen des Nimm mich an und stoße mich nicht zurück!"

Es gab Nächte, da wachte ich auf und war sofort in der Angst. Kein Traum, kein Geräusch im Garten, kein Knacken in der Wand – es ist nicht die Angst vor etwas, es ist Angst, lähmend und engmachend. Man versucht, die Finger zu bewegen, das geht, man verkrallt sich im Bett und spürt Gott sei Dank das Bettzeug, das Fühlen von Dingen lässt die Angst vergehen und führt zurück zum Denken. Die ersten Vögel vertreiben das nächtliche Flirren, oft bleibt ein lastendes Hinüberziehen in die Stunden. Dann können einen Kleinigkeiten aus der Bahn werfen, ein klemmendes Fenster, ein überkochender Topf, ein fauler Apfel, man macht sich das Fenster, den Topf und den Apfel plausibel, dagegen ist die Angst lächerlich und grotesk. Das Verschieben der Wirklichkeiten und das Aufheben alltäglicher Routine verzerrte den Blick auf die Jahre zurück und die Jahre nach vorn. Die Vergangenheit stand übermächtig der Zukunft entgegen, die Gegenwart hatte kaum eine Chance, den nie kaputtgekriegt habenden Teil in mir in den Arm zu nehmen. Dürfte ich das denn? Oder fallen mir dann die Arme ab? Mit dem Bild des inneren Kindes kam ich nie gut zurecht, aber das innere Kind war es, das mir Wege aufzeigte, bei mir zu sein. Umwege waren es, über die Kunst, die Musik, die Lyrik, wenn ich in der Fremde war. Es ist nicht das kalte Wasser, das meine Mutter über mich

goss, „damit ich wieder zu mir kam", diese Umwege waren Möglichkeit von Heilung, aber manchmal reichte das nicht, dann fielen die Arme ab, und ich hatte keine Kraft, sie als Arme zu spüren, die alles zusammenhielten. Wunderlicherweise wuchsen sie immer wieder nach. Klara wollte mich in der Gegenwart sehen:
-Jetzt bist du da, jetzt geschieht Leben, jetzt darfst du leben!-
Für einen kurzen Augenblick tauchte ich ab in eine alte Zeit und schrieb ein Drehbuch und tauschte die Rollen:
-Mama!-
-Du bist meine Tochter.-
So kurz konnten Stücke sein, die einen Abend füllten. Ich atmete an Klaras Körper den Rhythmus Mama, ich fühlte den Herzschlag in meinem Pullover und hatte noch nicht den Mut, im entgleisten Rhythmus einer fünfzehn Jahre alten Tochter eine neue Phrasierung zu finden, einen singenden Bogen aufgesammelter Töne und Wörter, die ich dem Mädchen endlich geben wollte. Dieser Umweg, wie eine Reinigung durch Klaras Körper, ließ den Wunsch nach Verwirklichung in immer größer werdender Erlösung wachsen.
-Sollen wir es für heute so lassen?- fragte Klara.
Der Wunsch musste nur ausgesprochen werden. Ich konnte unmöglich sagen: Ich habe zwei Quellen in mir, die eine ist das innere Kind, es ist klares Wasser und trübes, es ist wildes Wasser und ruhiges, es ist süßes Wasser und bitteres, es erfindet Wörter mit Armen und Beinen, sie laufen und schütteln sich glücklich in ihren Herzen, sie setzen sich auf meine Schulter und lachen, sie klammern an meinem

Bauch und schluchzen, sie sind alles, was ich im Leben an Bewegung und Lebendigkeit gesammelt habe. Die andere Quelle ist ein fünfzehn Jahre altes Mädchen, das Wasser ist zu und versiegelt, es fließt nicht, es ist weder Eis noch Gas, es kennt keine Wörter und schüttelt vergeblich an mageren Herzen.

Unmöglich konnte ich das sagen, aber ein Blick in Klaras unerschrockene Augen machten den Wunsch übermächtig. -Heute nicht-, dachte ich, -das nächste Mal vielleicht oder dann.-

# SCHAM

> (Kathrin Asper, Verlassenheit und Selbstentfremdung)
> „Die Wunde zu spüren, sie wieder zu erleben, würde das Aufgeben all dessen bedeuten, was bis dahin überleben half, hieße Regression und Abhängigkeit vom Analytiker."

Um die Berechtigung sicher zu machen, dem Mädchen eine mütterliche Heimat geben zu wollen, musste ich eine Barriere überwinden und in das magere Herz springen. Wie kann man über Scham sprechen? Bei Klara konnte man über alles sprechen, das hatte ich begriffen, aber alles war nicht immer zugänglich und versperrte ein Öffnen zu Gefühlen.
-Nicht nachdenken-, sagte Klara, -sag es gleich, sofort, sag, was dir einfällt zu Scham.-
-Scham ist ein altes Gefühl-, sagte ich schließlich. Mehr war mir nicht eingefallen. Mehr war hinter der Sprache und fand nicht durch. Ich musste sie, die Scham, oder es, das Gefühl, aus mir herausholen und ansehen, in der Hand halten und ansehen. Es stimmte: Die Scham war alt, alt geworden, mitgenommen in die Jahre, nicht ganz so alt wie ich, weil die ersten Jahre ohne Scham waren. Scham macht sprachlos. Das ist das Heillose, das Verwundete, das Verstörte. Keine Lippen, die sich öffnen, kein Mund, der laut wird, kein Fenster zur Welt, alles geht nach innen, in die Glut der Haut, in das klopfende Herz, in die Stille der vorauslaufenden Ahnung: Sie kommt wieder, die Scham, sie ist nicht vorbei. Das ist, wenn man acht Jahre alt ist oder

neun oder zehn, ein zeitloser Vorgang. Bis ich beginne, die Tage einzuordnen, die Monate, die in den Blutungen ihren Rhythmus haben, die Scham wird rot, rot wie das Blut, das hinter der Stirn hämmert und das Herz zerschlägt. Ich muss mich schützen vor dem Verbluten meines kleinen Lebens und weiß noch nicht, wohin ich die Hände pressen soll, hierhin – gegen das Herz – oder dahin – gegen die Stirn? Wen kann ich fragen? Aber dann muss ich ja sagen, warum ich verblute, das geht nicht, die Lippen werden sich nicht öffnen, und der Mund bleibt stumm. Das Heillose findet keinen Menschen, der sagt: Ich erlöse dich von dem Blut, von dem Entsetzen, von der Scham. Außerdem müssen die Hände viel mehr schützen, so viele Hände habe ich nicht, um Stirn und Brust und Herz und die Scham zu schützen. Ich verglute in den Fluten meines Blutes, die Scham riecht auf der Haut, sie ist ein Klumpen in der Nacht, wenn ich das Gesicht zumachen kann, und sie ist ein Klumpen am Tag, wenn die Gesichter durch das Haus gehen. Und so spreche ich zu ihr, die längst nicht mehr nur Scham ist, sondern Angst und Entsetzen und Sterben, ich spreche zu ihr und schließe das Fenster zur Welt, um ganz bei mir im Leben zu bleiben, um mich vor dem Verbluten zu retten. Was aber sage ich mit fünfzehn Jahren? Nichts, ich sage nichts und mache mich stumm, stumpf, ich esse nicht mehr und lasse meinen Körper ausbluten, bis nichts mehr blutet. In dieser Nicht-Sprache lerne ich meinen Körper neu kennen, er ist leicht und leer, und für die Scham erfinde ich ein Gegenwort, ich finde es bei Trakl, für die Angst ist es Bach und für das Entsetzen Liebe und für das Sterben Vater, große Worte für ein ahnungsloses Kind,

aber Rettung.
Das wollte ich Klara sagen, aber noch gab der Mund die Worte nicht her.
Die Augenblicke wirklicher Ruhe im Liegen an Klaras Körper vergingen zu schnell, als dass ich in einem langen Atemzug das Mädchen hätte herausheben und Klara geben können. Ich stellte es mir vor wie einen Kaiserschnitt, ein behutsames und sorgsames Aufnehmen in meine Hand und Betten in die Höhlung einer bergenden Mutter. Auf dem Heimweg nahm der Gedanke so lebendige Formen an, dass ich eine Freude spürte, die mich zu Hause leichtsinnig machte. Ich legte das „Laudamus te" aus der h-moll-Messe von Bach auf und sang es mit Kathleen Battle zusammen, der herrliche Klangbogen wärmte meinen Rücken und machte die Arme weit, ich ließ sie fliegen wie die Flügel eines fröhlichen Engels und tat das, was Klara immer sagte: - Atmen.-

## 4. SCHICHT
KONTAKT

> Liebe Schwester, tanz mit mir,
> beide Hände reich` ich dir,
> einmal hin, einmal her,
> rundherum das ist nicht schwer.

Mit dem „Laudamus te" im Herzen kam ich in die nächste Stunde. Kaum sah ich Klara und sagte die ersten Worte, braute sich eine Befangenheit zusammen, die mich nur belangloses Dahinstolpern plappern ließ. Am liebsten wäre ich sofort wieder gegangen, für immer, ich kam nicht weiter, und die Musik Johann Sebastian Bachs hatte hier nichts zu suchen. Gott sei Dank hatte ich den Wunsch nie ausgesprochen, Klara das Mädchen zu geben, so konnte sie nichts wissen und ich musste mich für nichts schämen. Es war Winter geworden, die Kerze auf dem Tisch brannte klein und zwischen dicken Kindern, der rote Fleck an der Hauswand vor dem Fenster war dunkel wie der Nachmittag. Ich beendete das Stolpern und schwieg, ich hatte keine Ziele, Ruhe war kein Ziel, ich trieb mich in eine Enge, die umschlug in Angst: Was ist, wenn ich heute gehen muss?

Plötzlich war etwas Schönes in Gefahr, das ich aus der Nähe zu Klara genommen hatte, ohne nachzudenken. Ich konnte kaum an dem vorbeischlucken, was da wehtat: Liebe, wachgerüttelt und fremd. Und eine Sehnsucht nach Halten und Gehaltenwerden. Ich hatte ein Ziel und konnte es schließlich sagen:

-Meine Erinnerungen haben weniger mit der bewussten Erinnerung zu tun als mit der Unfähigkeit des Körpers, sich zu beruhigen. Das ist mein Ziel, erstarrte Energie, die nach dem traumatischen Todeserleben mit meinem Mann nicht aufgelöst worden ist, wiederzufinden.-
Dann schweig ich wieder, bis Klara sagte:
-Du bist zu mir gekommen mit körperlichen Symptomen, dein Darm ist entgleist, er weigert sich, normal zu funktionieren und macht dich krank. Das ist das eine, das andere ist deine Unruhe und Schwierigkeit, den Suizid deines Mannes nicht wirklich „verstanden" zu haben. Das ist auch schwer. Wir haben dein Leben mal hier angetippt, mal da, du hast distanziert und konzentriert deine Überlegenheit und Überzeugung zusammengehalten, alles gut bewältigt zu haben und bewältigen zu können. Das wirst du auch weiter schaffen und deinen Körper vernachlässigen und ihn immer mehr belasten und fordern. Du stellst den Tod deines Mannes vor die Verletzung in der Kindheit - ich sehe es so: Das Trauma um den Tod hat das alte Trauma Missbrauch geweckt, da liegen die Wurzeln deiner Unruhe, da ist etwas nicht bewältigt und abgeschlossen worden. Du sagtest zwar, das habest du allein geschafft über all die Jahre, aber das schafft kein Mensch, niemand, es muss jemanden geben, der dich da herausführt und mit dir gemeinsam nach den Verstörungen sucht, sie liegen viel tiefer, als du glaubst, aber da kannst du allein nicht hin, weil es zu weh tut. Hab Vertrauen und geh mit mir da hin, du hast Angst, hier bei mir etwas Falsches zu sagen, sonst verlörest du auch meine Liebe. Kannst du mir sagen, was der Stiefvater mit dir gemacht hat?-

-Nein-, sagte ich, -ich werde nichts erzählen. -
-Es tut so weh-, sagte Klara, -und weil es wehtut, versuchst du alles, damit es weniger wird. Das Trauma auf dem Bahnhof, als dein Mann sich vor den Zug stürzte, ist verheerend, du hast jahrelang versucht, mit altem Schmerz diesen neuen Schmerz auszuhalten, indem du deine Veranstaltungen gemacht hast. Aber niemand hat dir je in deinem alten Schmerz geholfen und ihn dir erklärt, wie sollst du dann einen neuen damit kompensieren? Ich gehe mit dir den Weg, wenn du es möchtest, sanft, ich werde dich sanft begleiten.-
Die dicken Kinder standen um die Kerze herum, mein Kind war nicht dick, es war auch kein Kind mehr, es war ein dünnes Mädchen, dem das Recht genommen worden war, die Identität eines Mädchens zu behalten.
-Kann ich dir ein fünfzehn Jahre altes Mädchen geben?- fragte ich Klara, - es braucht eine Mutter, die es in den Arm nehmen kann. Wenn ich mich erholt habe und mich wieder ganz gesund fühle, kommt es zurück zu mir, in einen Körper, der es dann stützen und lieben kann.-
-Komm -, sagte Klara, - das ist eine schöne Idee, ich nehme es gern zu mir, damit es dich eine Weile entlastet.-
Ich nahm das Mädchen und bettete es in den Bauch einer Mutter. Dann lag ich lange in der Wärme dieser Mutter und dachte:
-Jetztwirdallesgut.-

## SCHATTEN

> Will ich in mein Gärtlein gehen,
> will mein Zwiebeln gießen,
> steht ein bucklig Männlein da,
> fängt gleich an zu niesen.

Vor siebzig Jahren schrieb Gertrud Kolmar das Buch „Eine jüdische Mutter". Eine Frau sucht ihr nicht heimgekommenes kleines Mädchen und findet es schließlich bewusstlos in einer Gartenlaube. Die Frau schlägt das Röckchen zurück: „Erbarmen...". Mehr nicht. Kein einziges Wort über eine entsetzliche Tat. Es ist das beste Buch, das erschütterndste, das ich zum Sexualverbrechen an einem Kind gelesen habe. Niemand kennt es, und niemand versteht, wenn ich sage: „Das Wort sagt alles." Das Trauma der Mutter war ein anderes als das des Kindes, die Mutter hält den irrsinnigen Schmerz nicht aus, ihren und den des Mädchens, sie tötet das Kind, um sein tagelanges Leiden zu beenden. Sie tötet jede Liebe, die später kommt, die Rache ist ein nagendes Tier, dann tötet sie sich selbst.
Ich war vielleicht zwanzig Jahre alt, als ich das Buch las, das Wort „Erbarmen" hat mich nie verlassen.
Auf der Fahrt nach Hause war es dann da.
-Jetztwirdallesgutjetztwirdallesgutjetztwirdallesgut-, dachte ich fast betäubt und tatsächlich: -Wenn ich jetzt sterbe, habe ich wenigstens einen Augenblick denken können: Jetzt wird alles gut.-
Sanft, hatte Klara gesagt. Sanft, was ist denn sanft? Ein

Schlaf kann sanft sein, ein Schlummer eher, ein Ruhekissen, eine Berührung, eine Musik, eine Stimme – Klara wollte mir also sanft helfen und mich in Unausgesprochenes zurückführen. Wie sollte das gehen? Fragen mussten ohne Antwort auskommen, weil ich sie nicht verstand, weil es keine Sprache gab, damals – wie sollte ich jetzt Worte finden, ohne nicht zu Konstruktionen zu kommen? Für Schweigen gab es nichts. Ich könnte Klara erzählen, was gewesen war, das war einfach und schnell erzählt, das und das und das, das ist aber nicht das, was ich erlebt hatte. Ich habe es ja anders versucht und Sprachen erfunden und Mütter und einen Trostvater und das Glück und eine Liebe. Der Konflikt war riesig: Neinneinnein, ich erzähle nichts – ich erzähle alles. Und dieser Moment, zwischen dem Richtigen und dem Alten zu entscheiden, hatte mich unsicher gemacht, bis ich der Erleichterung nachgab und in einen Mutterbauch atmete:
-Kannst du das Mädchen eine Weile zu dir nehmen?-
Warum hatte ich mir nie das Bild an der Wand in Klaras Zimmer genauer angesehen? Schöne Rottöne von weitem, ein Wohlgefühl satter Farbe – und der nahe Blick dann: Ein Blutklumpen in einer Wunde.
-Nein-, dachte ich, -ich habe den Missbrauch in der Kindheit allein geschafft, ich habe so viele überzeugende Veranstaltungen gehabt und eine sichere Sprache, bei Klara wurde ich unsicher und fing an zu schwimmen, ich wusste warum: Weil ich nicht zu den Frauen gehörte, die das auch erlebt haben, ich hatte keine Sprache für Eigenes, ich hatte sie nur für andere, das sagt meine Freundin seit Jahren:
-Du hast eine verstörende Fähigkeit, die Gefühle anderer

zu ertasten und zu benennen, sobald ich mit deinen eigenen Worten zu dir spreche, weist du sie ab.- In der Diskussion nach einem Vortrag griff mich eine Frau an, weil ich ihren Klischees nicht entsprach: Verduckt, gedemütigt, ohne Nein. Aber nicht die sexuellen Übergriffe des Stiefvaters haben mich zu diesem Menschen gemacht, sondern meine Fähigkeit, schon sehr früh in Gegenwelten die Wunderbarkeit der Sprache und der Musik als Kraftquelle für mein Leben zu nutzen. Natürlich hat mich das Bewusstsein um Recht und Unrecht soviel Kraft gekostet, aber eine andere Kraft war noch da, rettende und heilende Inseln aufzusuchen. Dass ich in den letzten Jahren in eine Einsamkeit gefallen war und die Seele austrocknete, war ein anderes Kapitel. Wäre mein Mann nicht gestorben, hätte ich die Leidenschaft mitgenommen in ein erfülltes, öffentliches Leben. Einige Jahre ging das ja auch noch, dann war die Kraft vorbei. Ich wusste, dass ich mit dem Schmerz der Kindheit und seiner Bewältigung den anderen Schmerz auszugleichen versuchte. Dabei gingen alte Sicherheiten verloren, erlernte Schutzmechanismen, nichts machte mehr Sinn, Ängste kamen wieder und Heimatlosigkeit und Sehnsucht. Ich habe mich nie zurückgezogen, obwohl ich manchmal Tage lieber in der Nacht geblieben wäre, ich wollte auch jetzt nichts mehr, als Stunden im Bett warm zu werden, nein, ich ging ja raus und sah meine Menschen, weil ich nicht wollte, dass man sich um mich sorgte. Ich erzählte von der neuen Therapie, der ungewöhnlichen und anderen, und spürte deutliches Verwundern: Hast du das denn immer noch nötig? Dann schämte ich mich, weil ich immer noch etwas nötig hatte, was ich niemandem erklären konnte, am wenigsten mir selbst. Klaras „richtig" und „falsch" setzten keinen endgültigen Punkt wie nach einer fertigen, abgeschlossenen Geschichte. Ich hatte das Herz der Ranunkel noch nicht erreicht. Verloschene Erinnerungen an körperliche Einbrüche kamen, an Schmerzen im Leib, in der Brust, 1963 saß ich im Proseminar Psychologie, eine Professorin las aus dem Tagebuch eines Mädchens. Ich sah den Raum in der alten Villa, die Sonne darin, das Parkett roch nach Wachs, die lesende Stimme wanderte durch mich hindurch, und ich dachte: Wie ist es möglich, dass sie aus meinem Tagebuch liest? Mir wurde übel, ich hörte nicht mehr zu und besuchte das Seminar nie wieder. Das Schlimmste war die Scham. Das angesammelte Angstwissen war ein Schutz, der einen fühllos machte, irgendwann, man wurde so gleichgültig. Die Scham aber ging nie vorbei.

## MUTTER

> Wenn eine Mutter ihr Kindlein tut wiegen,
> lächelt der Mond in das Fenster hinein,
> tut sich der Himmel der Erde anschmiegen,
> wiegt eine Mutter ihr Kindelein.

Ich war keine Mutter für das fünfzehn Jahre alte Mädchen. In dieser Überlegung verschob sich eine Mächtigkeit, die ich nie bewältigt hatte. Ich war fünfzehn Jahre alt und brauchte eine Mutter, eine tröstende, eine allwissende, eine heilende. Die Explosion war eine Implosion, der Überdruck verstreute seine zerstückelten Teile nicht sichtbar, sie ließen sich nicht aufsammeln und neu zusammensetzen, der Überdruck zertrümmerte sich nach innen und wurde stumm. Das Schweigen war belastend und unheimlich, aber alle beherrschten es, und als ich zwei Monate später aus England zurückgekommen war, gab es keine Zweifel mehr an vernichteten Trümmerstücken. Ich vermisste etwas, aber was es war, wusste ich nicht. Meine Arme waren nicht geschaffen für die Not eines Mädchens, das nach Hause gekommen war, um eine Mutter zu finden. Sie holte mich ab am Bahnhof, sie erwartete mich und hielt mich an einem Sommertag in ihrem leichten Kleid. Wir gingen durch die Sperre des Fahrkartenschalters, durch die Bahnhofshalle, es war schöner Sommer, und ich weinte, weil das Heimweh endlich nicht mehr homesick war.
-Wie fühlte sich das Heimweh an?- fragte Klara.
-Wund-, sagte ich, -und verfiebert.-

Es war wund, weil die Wunde nicht versorgt wurde, und es war verfiebert, weil die Krise keine Erleichterung verschaffte. Mit fünfzehn Jahren war etwas steckengeblieben, das nicht weitergewachsen war, ich wusch das Mädchen, ich lebte es und ließ es am Abend am Fenster stehen, bis es der Zeit entfremdet war, die es wie eine besondere Knospe für eine besondere Mutter aufbewahrte. Ob es sich bei Klara wohlfühlte? Ob sie das klopfende Herz hatte, es in seinem Ohr und seiner Wange zu hören? Ich legte meine Stirn in Klaras Brust, sie war mütterlich und weich, ich überlegte, wie es war, die Brust innen zu fühlen am Herzen, wo Klara das Mädchen nun trug. So absurd mir der Gedanke vorkam, so müde ließ ich mich in der Brust liegen und die Erinnerungen kommen:
an die letzten Nächte mit meinem Mann, wir hatten unsere Körper verlassen und legten einzelne Wörter in die Furcht der Dunkelheit, bis eine rasende Überflutung nach Trost schrie und sich an meinem Körper stillte.
Ich erzählte das Klara und erzählte es nicht und verschmolz mit einem Bedürfnis, eine leise Musik zu erfinden. Wiegenlieder zum Singen an einem Abend, wenn Bomben das Bett erschüttern, wenn der Hagel die Wände splittert und eine Katastrophe ins Herz schlägt. Ich war das Mädchen, natürlich, aber ich hatte keine Verbindung zu dem Ich, man kann über Sprache die Bedeutung des Sinns nicht herstellen. Also ließ ich mich fallen in bereite Arme, ich strengte mich an, zu fühlen, was da unverbunden und verlassen war. Als der Wunsch, die innere Erstarrung nicht mehr kontrollieren zu wollen, zu schwer wurde, gab ich das Mädchen in Klaras Obhut.

-Möchtest du ihm etwas sagen?- fragte Klara, -vielleicht ist es in diesem Augenblick gut, den Kontakt zu ihm zu beginnen.-
Ich bemühe mich, die Nüchternheit und Schmucklosigkeit der Welt im Auge zu behalten, ihre glanzlose Formalität, um nicht weggeschwemmt zu werden von Phantasien und Träumen – ich schaffte das nicht, ich brauchte die Phantasien und Träume, um mich zu spüren und an den Rändern der Ruhe entlangzuwandern, und dann passierte es, dass ich sagte:
-Ich möchte dem Mädchen vieles erzählen, das zuerst: Versteh mich, möchte ich ihm sagen, dass ich dich weggegeben habe. Es ist keine Lieblosigkeit, keine Gleichgültigkeit, es ist mehr, als ich bisher für dich tun konnte. Ich bin nicht deine Mutter, ich bin du, du bist ich, aber in dieser Ganzheit gibt es eine verschobene Brechung, wir haben uns getrennt, als du fünfzehn warst, ich wuchs hin zu weiterem, in die Liebe auch, Kinder wurden geboren, und ich vergaß, aber älter geworden, stürzen Schutzmauern ein, das Leben geht zurück in die Einsamkeit, und spätestens dann weiß man, das ganz Geglaubte ist nicht ganz und nicht vergessen, ich habe dich nicht mitnehmen können in dieses Leben, du stehst noch immer auf dem Wall und am Meer und suchst nach den richtigen Worten. Ich habe dich nie vergessen, möchte ich dem Mädchen sagen, ich habe dich gehört, wenn du nichts sagen konntest, und ich habe dich gespürt, wenn ich eigene Schmerzen hatte, meine konnte ich versorgen, deine nicht, und so blieben sie Schmerz in mir, bis heute. Viele Mütter hat ein Kind, nicht alle sind die wirklichen Mütter, du sollst sie haben, eine

wirkliche Mutter, deshalb habe ich dich weggegeben, du sollst nicht mehr alleinsein, du sollst geschützt und getröstet sein, du sollst deine Wahrheit aussprechen können, jeden Tag, bis sie als deutliche Schrift an einem Himmel steht, ich bin da und hole dich wieder zu mir, wenn du aus der Erinnerung gehen kannst zurück in meinen ruhiggewordenen Körper, mit deinem zur Ruhe gekommenen Leben, dem großen, das wir nicht vergessen haben.-
Ich legte meine Hand auf Klaras Bauch, er atmete mit der Hand, und dieser Augenblick war schön. Ich dehnte ihn, bis Klara sagte:
-Sollen wir es für heute so lassen?-
Manchmal stand ein dünner Mond hinter einem schwarzen Berg, wenn ich nach Hause fuhr, auch er hatte Hunger oder wurde satt.

TOD

> Es tanzt ein Bi-Ba-Butzemann
> in unserm Haus herum.

Die Zeit nahm ab wie der Mond und sie nahm zu wie der Mond, sie war an vielen Tagen dünn und an vielen Tagen dick, ich überlegte, ob ich jetzt anders lebte mit der leeren Stelle in meinem Körper, aber ich spürte nichts entscheidend Befreiendes und keine wirkliche Entlastung.
An einem Abend im Februar fuhr ich mit dem Zug zu einem Vortrag, der Umsteigebahnhof war klein und in meiner Erinnerung unkompliziert. Klein und unkompliziert waren Kriterien, die mir einen Bahnhof gefahrlos machten, ich konnte aussteigen, umsteigen und ankommen. Kaum war ich losgefahren, wuchs aus einer winzigen Vergangenheit ein gegenwärtiges Monstrum. Es passiert nichts, dachte ich und blickte in das kalte Fenster, aber keine Beschwörung half, die Angst kam ungebremst und stellte sich vor das Bild, das doch seinen Schrecken verloren hatte. Sie verhöhnte mich und lachte mich aus, berauscht von einer unbarmherzigen Fessel: Du hast jetzt Platz für ein endliches Bild, nun sieh zu, wie du das in die leere Stelle in deinen Körper einpasst!
-Was muß ich denn einpassen?- fragte ich, -es muss doch das eine nicht mit dem anderen ersetzt werden, nur weil da Platz ist?-
Ich ging an dem kleinen Umsteigebahnhof an den Gleisen entlang zur Unterführung und dachte einen ausatmenden Augenblick: Das war es, jetzt ist das überstanden.

Mit dem nächsten Zug fuhr ich weiter, stieg aus und hörte dem Vortrag zu. Ach. Es war ein hilfloses Überlassen in eine vorauseilende Angst: Ich stand auf einem Bahnhof, meinen Mann an der Hand, wir warteten auf den Zug nach Hause, endlich nach Hause, nach Hause, nach Hause, wie Züge fahren und einen nach Hause bringen, gesunde Menschen bringen Züge nach Hause, mein Mann war nicht gesund, er wollte nicht nach Hause, er hatte ein anderes Haus und stürzte sich vor den einfahrenden Zug.
Ich musste nach dem Vortrag wieder nach Hause, ich musste auf den Zug warten und umsteigen und ankommen. Hatte ich Klara davon erzählt? Warum habe ich so wenig gesprochen? Weiß sie das? Natürlich wusste Klara das, in der ersten Stunde hatte ich von dem Bahnhof gesprochen, von dem Sprung meines Mannes in das Gleis und von dem Engel. Deswegen war ich mehrere Jahre in einer Therapie, deswegen übte ich vierzehn Tage nach dem Tod das Einfahren eines Zuges, deswegen hatte ich Angst. Der Vortrag wandte sich an Opferschutzbeauftragte und Seelsorger, die eine Todesnachricht überbringen und Angehörige die ersten Stunden begleiten. Ich hatte eine Einladung bekommen, weil ich eine Woche später in derselben Stadt eine Lesung hatte „Die Stunden nach dem Suizid eines Menschen".
-Was ist so furchtbar?- dachte ich, -ich mag meinen Vortrag, die Goldberg-Variationen von Bach, die meinen Text tragen in einem übergreifenden Gefühl von Geschlossenheit und Dichte.-
-Ich kann nicht nach Hause fahren-, dachte ich, -ich muss jemanden anrufen, um zu sagen, dass ich nicht nach Hause

fahren kann.-
Als ich beschlossen hatte, Klara später vom Bahnhof anzurufen, ging es mir besser, und ich konnte dem Vortrag wieder zuhören. Natürlich war mir der Anruf in der Nacht unangenehm, aber Klara war sofort da und fragte:
-Wo stehst du? Wie ist das Wetter? Wer ist noch da? Geh zu Menschen, stell dich dazu, sprich sie an, frag nach dem Zug.-
Klara verplauderte meine Angst, ich antwortete gewissenhaft auf jede Frage und merkte, wie sich der Druck aus dem Kopf löste, bis ich sagen musste:
 -Jetzt kommt mein Zug, ich muss auflegen.-
Der Kopf war frei, die Anspannung im Körper blieb, im Umsteigebahnhof liefen zwei Ratten über den Platz, ich sah ihnen fasziniert zu, wie sie bei meiner leisesten Bewegung in einem Busch verschwanden, sie kamen sofort wieder, ihre Schwänze hingen wie Peitschen an ihren Körpern, seltsamerweise nahmen sie mir eine andere Angst, indem ich Ekel fühlte, ein Mann überquerte die Gleise und ersparte sich die stinkende Unterführung, der Zug kam, und betäubt und stummgedacht fuhr ich nach Hause.
-Ich wollte mich luftig fühlen und meine Arme ausbreiten-, sagte ich in der nächsten Sitzung, -nachdem ich das Mädchen zu dir getragen hatte. Daß eine andere Last kam und die leere Stelle besetzte, was mache ich denn damit?-
-Vielleicht musstest du erst Platz schaffen-, sagte Klara, -um eine Erinnerung kommen zu lassen, die noch keine Ruhe in dir gefunden hat.-
-Zehn Jahre bin ich mit dem Zug gefahren-, sagte ich, -viele Male dachte ich schon in der Nacht vor einer Reise, ich kann

das nicht, und dann konnte ich es doch, ich bezwang meine Angst und ein Bild, ich setzte mich an Fenster, unter denen Räder alles plattwalzten, was auf den Schienen lag, ich machte mir die Vorstellung gleichgültig, die Frau da gegenüber dachte an ihren Schweinebraten, sie aß ein Butterbrot und wischte sich mit der Hand den satten Mund, ihre Zufriedenheit machte mich rasend, aber gleichzeitig wünschte ich mir einen Schweinebraten.-
-Wie ist dein Hunger?- fragte Klara.
-Ich sage zuerst, wie er nicht ist-, sagte ich, -er ist nicht gierig und nicht gefräßig, und er ist nicht dumm, weil er nichts weiß. Mein Hunger ist dunkel wie der tote Hund. Aber er wird immer wieder still an einem Gedicht und einem Choral, ich esse Musik, das hat der tote Hund nicht gekonnt.-
-Wo bleiben die Menschen?- fragte Klara.
-Kann ich an ihnen denn auch satt werden?- fragte ich, -wie denn?-
-So-, sagte Klara und öffnete die Arme, -du kannst soviel hier nehmen, bis du satt bist.-
Wie andere Male zuvor sperrte ich mich gegen eine Berührung, der Hunger war da, die Bedürftigkeit nach Nähe, und nur zögerlich schloss ich mich in Klaras Körper ein. Dann war es schön.
-Und wie ist das jetzt?- fragte Klara.
-Es ist schön-, sagte ich.

## STILLE

> Der Mond ist aufgegangen,
> die goldnen Sternlein prangen
> am Himmel hell und klar.

Ich lag mit Justus auf dem Sofa und machte Mittagspause. Justus ist vier Jahre alt und wächst ins bunte Leben. Wir haben die Augen zu und tun so, als würden wir schlafen. Nach einer Weile merkte ich, dass ich beobachtet wurde. Ich schlug die Augen auf und blickte in Justus` ernstes und sehr liebes Gesicht. Irgendetwas ging in dem kleinen Jungen vor, sein Blick war nicht im Mittag, in der Sonne, er war weit weg – als er sich in einem plötzlichen Impuls aufrichtete und mir einen Kuss auf die Backe gab. Ich nahm ihn in den Arm und sagte: Ich habe dich auch sehr lieb. Ein Vorhang riss, ein Bann, die Augen wurden blitzeblau und der helle Tag war wieder da. Ich hatte etwas Wunderbares erlebt: Justus hat seine Liebe zu mir entdeckt, er wird nicht gewusst haben, was es war, was das Herzlein überflutete, er hat das Herzlein in die Wärme der Kinderlippen gelegt und einfach „gemacht".
Ich mag die gesungenen Übergänge, wenn das Schweigen in der Musik wieder zum Klang findet.
Die Zeit bei Klara ist voller Bilder, Übertragungen, Symbole, manches überstürzt sich und kippt in heftige Neins, aus Klaras Antwort höre ich Erstaunliches: Das ist normal.
Ist es wirklich normal, so tief in der Brust einer fremden

Frau zu liegen, als wäre es Liebe?
Eine Freundin fragte: -Erzähl mal, wie geht das denn bei der Therapeutin?-
-Das geht so-, ich war vorsichtig, um nicht einen verkehrten Verdacht bei mir zu wecken, aber doch ehrlich genug, die „Körperarbeit" zu erklären. Meine Freundin konnte es nicht fassen: -Wie, so eng? Wie, so nah? Wie, so fest?-
Sofort wurde ich unruhig und würfelte meine richtig empfundene Sicherheit in den letzten Wochen durcheinander.
-Und was ist, wenn du dich nicht mehr auskennst und was verwechselst – oder sie?- fragte meine Freundin.
-Ich kenne mich oft nicht aus-, sagte ich, -aber Klara weiß, was sie tut, und sie tut das Richtige.-
-Empfindet denn die Therapeutin auch etwas, wenn ihr so nah seid?- fragte meine Freundin.
-Ich weiß es nicht-, sagte ich, verloren an die summenden Englein, die im Schweigen ihre Stimmen zusammensuchen,
-ich glaube, Klara gibt mir gern, was ich brauche.-
-Und was brauchst du?-
Manchmal möchte ich erzählen, wie es war, ganz früher, als ich allein war und den Vater auferstehen ließ, um die unverstandene Welt über die mir ausgedachten Antworten zu begreifen. Das gefühlte Unrecht war ja da in mir, im Gespräch mit dem Vater habe ich ruhig werden können. Später ging es mir nicht mehr um Aufklärung der Wahrheit im juristischen Sinn: Was war wo wann – mir ging es um die Fremde in den Gefühlen. Deshalb haben die realen Bilder im Kopf keine Bedeutung. Wenn ich sie anschaue, merke ich nichts, sie sind einfach nur Bilder, die man un-

beteiligt betrachtet. Ich habe eine Radierung eines Frauentorso, in ihr erlebe ich eine Berührung zu der alten Verletzung, die Geschichte wird mir anders erzählt, ich gehe hinein in das Bild und denke: Nur weil die Künstlerin mich kennt, konnte sie den Körper so verdichten.
-Brauchen wir nicht alle Nähe?- fragte ich meine Freundin und wollte keine Antwort.
Seit Wochen ging ich regelmäßig zu Klara. Das war beruhigend und gab mir eine organisierte Überschaubarkeit, ich hatte ein Gerüst von Tag zu Tag und Brücken, die von einer Stunde in meinen Alltag führten. Ich las viel und schrieb viel, ich fuhr zu Vorträgen, die ich hielt oder besuchte, ich fühlte mich körperlich besser und lernte neue Frauen kennen, gemeinsam gründeten wir die Selbsthilfegruppe „Angehörige um Suizid", wir erzählten einander unsere Trauer über den Sohn, den Mann, den Bruder, wir hörten uns zu und fühlten uns stark, im Gespräch unserem toten Menschen einen besonderen Raum geben zu können. Wir weinten und lachten, wir entwickelten Ideen für einen Gottesdienst, wir trauten uns kaum und hatten Herzklopfen, die Kirche war voll, wir zündeten Kerzen an, die noch nicht brannten, andere taten das auch, wir sagten die Namen unseres Sohnes, unseres Mannes, unseres Bruders und erzählten von ihnen und sagten den klopfenden Herzen, wer wir waren.
Ich ruhte aus in einer Zeit der Gleichmäßigkeit und Verlässlichkeit.
Jeden Abend fiel der Himmel auf die Erde, ich hatte begonnen, nichts zu tun, sondern mich aus einem inneren Bedürfnis bewegen zu lassen, die Augenblicke waren kaum

spürbar, aber wenn sie spürbar waren, überschwemmten sie mich mit fremden Armen und Händen und Fühlbarkeiten. Ich hatte mich noch immer nicht verliebt. Ich liebte Klara sehr. Das war kein Widerspruch. Ich hatte Klara in mein Herz geholt, als ich an ihrem Herzen lag. Um mich zu fühlen, musste ich Klara fühlen. Was war falsch in meinem Leben, dass mir die Selbstverständlichkeit für meinen Körper und seine Empfindungen genommen war? Schmerzen kennt der Körper und macht sie sich, wenn Schmerz zuviel wird. Ich träumte ungewöhnlich viel von meinem Mann, schöne Träume, ganz wohlige, ich dehnte mich und erfand wieder eine Sprache, ich hatte längst seinen Mund vergessen, in den Träumen war er da, wir waren nah und erzählten einander, dass wir tot waren und es gar nicht sind – im Aufwachen unterschied ich nicht, ich lebte weiter im Wachen und war glücklich. Und das wirkliche Erinnern war nie schrecklich. Ob ich jetzt soweit war, die Vergeblichkeit meiner Grenzen als Trost empfinden zu können? Ich fragte Klara, erschrocken und müde:
-Das ist deine Brust, kann ich mich in sie legen?-
Nebenan spielte einer Flöte, barocke Triller und reiche Melodik, ich war still und verloren, vergessene Tränen holten eine Erinnerung: Er lag in meiner Brust, nicht am letzten Tag, der war schon in der anderen Welt, es muss davor gewesen sein, ein Abend im Herbst, meine Brust floss über wie bei einem unterbrochenen Stillen. Das tut so weh. Es ist heiß und brennt und läuft an der Fülle dahin. Irgendwann hörte das Schreien auf und vertrocknete.
Ich sagte zu Klara: -Einmal werde ich dich bitten, deine Hand auf meine Brust zu legen-,

das stellte ich mir vor, wie man sich in Eiseskälte in die Hand haucht oder die Füße wärmt, und Klara sagte:
-Es ist alles richtig.-
Ich musste fragen: -Ist das richtig?-
-Es ist alles richtig-, sagte Klara.

## 5.SCHICHT
KONTAKT

>Johann Sebastian Bach
>Wohl mir,
>dass ich Jesum habe

Immer wieder gab es Sitzungen, zu denen ich voller Zweifel gefahren bin.
Hatte sich etwas geändert in mir? Gab es deutliche Zeichen von Verbesserung der Bauchbeschwerden? War die Therapie nicht nur eine Verlängerung der Jahre bei dem Therapeuten? Da ich noch immer unvertraut mit mir und meinen Gefühlen war, hörte ich auf andere, die sagten, ich sähe besser aus, ich wirkte lebendiger und nicht mehr so erschöpft. Wäre es nicht auch ohne Klara dazu gekommen? Oder erholte sich der Körper wirklich an einem anderen Körper? Welche Verbindung gab es, welche Bereitschaft machte es möglich, in einen Rhythmus von Öffnung und Entspannung zu kommen, der im Gespräch und Atmen und im Kontakt mit dem ganzen Körper Augenblicke in eine wiegende Bewegung versetzte, in Wellen fließendes Schwimmen unter einer durchsichtigen Oberfläche?
-Ich bin eine Sonne, die am Nachmittag durch stille Räume wandert-, sagte ich in einer Stunde.
Aber ich war nicht immer die Sonne, wenn ich auf dem Weg zur Praxis war. Um meine Unsicherheit zu glätten, handelte ich Beschwörungen aus: Wenn ich an der Ampel da vorne noch bei Grün mitkomme, wird es eine gute Stunde! Wenn die Parklücke vom letzten Mal wieder frei

ist, werde ich mich gehalten fühlen! Wenn die Tür zur Praxis geöffnet ist, bin ich willkommen! Das war die verhexteste Sorge: nach dem Klingeln an der Haustür die Treppe hochzugehen und vor der verschlossenen Etagentür zu stehen. Manchmal war das so, dann schämte ich mich, weil ich nicht erkennen konnte, ob ich erwartet wurde.

Natürlich wurden diese Gedanken eingeklammert durch irritierende Gefühle von Abhängigkeit. Wenn die Ampel, die Parklücke und die Tür eine so entscheidende Erleichterung brachten, musste ich ja mit bestimmten Erwartungen zu Klara kommen, die alle befriedigt werden wollten. Ich war ehrlich genug, an der grünen Ampel zu denken: Die Stunde ist dann gut, wenn ich spüre, gern in den Arm genommen zu werden. In der freien Parklücke dachte ich: Auch wenn Klara unbeteiligt wirkt, ist das nicht, weil ich langweilig bin. Und vor der geöffneten Tür dachte ich: Klara soll sich auf mich freuen.

Der Wunsch nach offener und persönlicher Zuwendung war groß, und ich war entschwert, wenn ich für die Zeit von 1 bis 2 Stunden meine Gewichte ablegen und leicht sein konnte.

Mir war klar, dass ich meine Sorge um Abhängigkeit ansprechen musste.

Und natürlich war die Abhängigkeit vernabelt mit meiner Liebe zu Klara.

-Was für ein Gefühl ist das?- fragte Klara.

-Ich fühle mich wohl bei dir-, sagte ich, -ich höre deine Stimme gern, ich möchte dir Freude machen.-

-Ist es nicht das, was du als Kind wolltest: der Mutter Freude machen?- fragte Klara, -jedes Kind möchte das, ein

Glanz im Auge der Mutter sein. Gelingt das dem Kind nicht und es erfährt keine positive Resonanz, glaubt es, versagt zu haben, und verstummt an den Gaben seiner Fähigkeiten. Es reduziert sich schließlich selbst auf seine Defizite und auf die Vorwürfe, die es als kleiner Mensch gar nicht verstehen konnte und als großer Mensch verschleppt hat in den unausgesprochenen Hunger nach Zuwendung und Liebe. Du darfst hier deine Strategien vergessen, die dir überleben halfen, du darfst so schwach sein wie in der Zeit der ersten Verlassenheit. Du bist in dieser Zeit abhängig von mir, so wie du abhängig von deiner Mutter warst. Das ist nichts Ungesundes und Dauerhaftes, wir geben dir die Stabilität wieder und die Bestätigung, die Freude an deinem Sein in dir zu spüren. Natürlich brauchen wir alle Anerkennung und Antwort, aber deine eigene Freude lebt nicht über die Erlaubnis anderer, sie ist deine eigene Stimme.-
-Eines Tages werde ich die Mutter-Kind-Ebene verlassen-, sagte ich, -wenn ich spüre, die Ebenen brechen auf und trauen mir die Verantwortung für Wachstum und Änderung und Reife zu. Ich habe schon jetzt eine Ahnung von spannenden Möglichkeiten, von Neugier, wie Leben mit mir auch sein kann. Es ist kein Ausprobieren, es ist eine Entwicklung, die ich zulasse, weil sie etwas gutmacht. Wenn ich da bin und noch immer Liebe fühle, die nichts mehr mit dem Kindfühlen zu tun hat, die einfach da ist und dich erreichen möchte – was mache ich denn dann?-
-Dann sprechen wir darüber-, sagte Klara.
Immer gab mir Klara das Gefühl, jetzt, in diesem Augenblick, an diesem Tag ist alles richtig – was morgen ist,

ist ein neues Kapitel, die Entwicklung ist nicht vorhersehbar, sie folgt einer Ordnung, die in ihrem Plan etwas Unbegrenztes verborgen hält, das aus Unlösbarem Lösbares formt. Das Vertrauen in meine Fähigkeiten, die Trauer, die Verlassenheit, die Entfremdung der letzten Jahre anzusehen und sie über den Körper zu erleben und nicht leer und kalt zu sein, sondern im Kontakt zu einem antwortenden Körper die eigene Fülle und Wärme gespiegelt zu bekommen – dieses Vertrauen wird wachsen und als etwas Kostbares bei mir bleiben.

## SCHATTEN

> Johann Sebastian Bach
> Aria – Goldberg-Variationen

Nach dem Angstanfall auf dem Bahnhof an einem Tag im Winter kam der Tod meines Mannes nicht wieder zurück, es war ruhig um ihn, die Züge schliefen.
Wach waren die reisenden Gedanken zu dem verlassenen Mädchen, dem ich in Klara eine vorübergehende Heimat gegeben hatte.
Seitdem ich mich mit therapeutischen Abläufen und Mustern befasste, stolperte ich über den Einsatz von Rollenspielen. Ich lehnte sie ab, sie erschienen mir konstruiert, inszeniert und unecht. Da andere aber so begeistert von ihnen sprachen und von heilsamen Erkenntnissen berichteten, überlegte ich, aus der eigenen Überzeugung fallend und gleichsam fremdprogrammiert, wie es wäre, wenn ich Klara und mich in das Gespräch holte, das ich nie mit meiner Mutter gehabt und wonach ich mich als Kind gesehnt hatte. Vielleicht würde es meinem Bauch helfen, sich aus den Verkrampfungen und Engmachen zu lösen, indem ich meine erwachsene Wirklichkeit vergaß und den Schutz bekam, den das Kind damals vermisste. Auf dem Weg zu einer Sitzung probierte ich das Gespräch, das mit einem „Du bist meine Tochter" endete, so wollte ich es haben und mich dem Trost überlassen. Mein eigener innerer Dialog genügte nicht, ich musste die Stimme der Mutter auf Klara übertragen und in ihrer Resonanz meine Sehnsucht und Klage erfahren.

Klara war sofort bereit, nachdem ich umschrieben hatte, was ich einer Mutter sagen möchte, sie sitzt an meinem Bett und sagt mir Gute Nacht.
-Ich muss dir etwas sagen, Mama,- sagt das Mädchen.
-Was bedrückt dich denn?- fragt die Mutter.
-Du bist mir auch nicht böse?- fragt das Mädchen.
-Ist es etwas Schlimmes?- fragt die Mutter.
-Ich weiß es nicht-, sagt das Mädchen, -es ist so schwer, es zu sagen.-
-Ich nehme deine Hand-, sagt die Mutter, -so, nun bist du nicht allein.-
-Papa-, sagt das Mädchen.
-Was ist mit Papa?- fragt die Mutter.
-Er kommt und macht so Sachen mit mir-, sagt das Mädchen.
-Was für Sachen?- fragt die Mutter.
-Er fasst mich an-, sagt das Mädchen.
-Wo fasst er dich an?- fragt die Mutter.
-Da oben und da unten-, sagt das Mädchen.
Klara lässt meine Hand los und steht auf. Eine heillose Panik ruft:
-Warum stehst du auf und gehst weg?-
-Weil es genau die Situation war, die du erlebt hast-, sagte Klara.
Ich holte Luft in verbrannter Angst und verstand die Reaktion nicht, ich wollte meinen ausgedachten Dialog anders weitergeführt haben, so stimmte das nicht, das alles stimmte so nicht, und das sagte ich auch:
-Das stimmt nicht.-
-Nein-, sagte Klara, -das stimmte auch so nicht, aber nur so

konnte ich dir klarmachen, was nicht richtig war, indem du die Angst noch einmal fühltest, sie stand nicht in deinem Plan, deshalb ist sie ungebremst und ehrlich gekommen. Du hast sie nie fühlen wollen und geleugnet und bagatellisiert, deine Mutter ist aufgestanden und weggegangen und hat ihre Tochter in einer Not alleingelassen, dein Verstand hat den Schmerz ausgeblendet, es half ja nichts, die Seele hat sich den Schmerz gemerkt und verkapselt, wir sehen ihn uns an und versorgen ihn, damit es dir wieder besser geht.-

Im Körperkontakt konnte ich ruhiger werden und in die Stille nach innen wandern, Atemzüge lang rollten alte Gerüche und Fühlbarkeiten zwischen meiner Mutter und mir durch die stille Zeit, ich verstand meine Mutter noch immer nicht, aber ich verstand meine Not und dachte an das fünfzehn Jahre alte Mädchen in Klaras Obhut. Es war mir nahe, ich würde es eines Tages in meinen eigenen Arm nehmen können.

-Sollen wir es für heute so lassen?- fragte Klara.

Das Lamm auf der Schafswiese war nicht mehr von der Mutter zu unterscheiden, alle Schafe blickten in meine Richtung, als ich anhielt und nach dem Lamm suchte.

# MUSIK

Johann Sebastian Bach
Wenn ich einmal soll scheiden

Ich fragte mich, wie das ging bei Klara: Ein bisschen Bär sein und brummen, dann musste ich lachen, wer kann schon ernst bleiben bei dem Gebrummse, das Herz ist ein fröhliches, das mitmachen möchte, mitbrummen, aber ich sollte der Tiger sein, ich wusste nicht, ob Tiger brummen, ich wusste gar nichts mehr und hörte belustigt Klaras verrückten und geplatzten Lauten zu.
-Das mache ich mit anderen Klientinnen auch-, sagte Klara.
Ein bisschen Verrückt-Sein tat mir ganz gut, ich hatte Lust auf einen Kalender ohne Mittwoch, auf eine Rosinenschnecke statt Abendrot und Weihnachten im Juni. Heraus kam bei der Lust immer anderes.
-Die Steine-, sagte ich, -die Steine in einer Kirche behalten alles, Johann Sebastian Bachs erste Matthäuspassion, versilberte Kinderstimmen und das Wachs ungezählter Kerzen. Und Taufen und Sterben. Und Singen und Schweigen.-
Ich suchte bei Klara nach einer heilen Welt, ich suchte das Runde und das Gesunde. Immer glaubte ich, es gehabt zu haben, und habe es ja auch, ich sammele die Sichtbarkeiten und Augenblicke Glück, ich erzähle mir in stillen Nächten stille Geschichten, die mich still machen, ich denke, ich möchte nach Hause kommen und jemand öffnet mir die Tür.

Es gibt keine heile Welt, es gibt die Sehnsucht danach, und es gibt eine verstandene und liebenswerte, eine getröstete und offene Welt, ich werde herausfinden, was sie verstehen lässt und geliebt und getröstet und offen. Meine vom Meer heimgekehrten Großkinder hingen an mir wie Äffchen, sonnenbestrahlt und blond, ich hielt sie im Arm, kniend und unbequem, dicke Arme und der Geruch nach Prielen und Sand – ich habe gefühlt und geatmet und gefühlt und geatmet, die Liebe war zart und sang den Bi-Ba-Butzemann zum komischen Gesellen in die blaue Luft, stundenlang verschwitzte Muscheln wurden verschenkt und sofort gegen noch schönere eingetauscht.
Manchmal spielte hinter Klaras Wand die Flöte, manchmal wurde sie begleitet, ich lauschte hin, um Bach zu hören, es war zu undeutlich und nicht zu erkennen. Aber es verstärkte meine Stimmung und meine Rührung, hinter Klaras Worten und So-Sein eine alte Musik wiedergefunden zu haben, in der ich einmal zu Hause war, ein bisschen traurig, eine bisschen selig – das waren Augenblicke, in denen ich in meiner Vorstellung und Phantasie nicht mehr unterschied zwischen Klara und mir, zwischen meinem Leben und ihrem Leben, ich spiegelte alles und übertrug meine Geschichte auf sie und war überzeugt, die gleiche Geschichte auch bei ihr zu finden, mir wurde alles eins, und Klara zu lieben, war nichts Ungewöhnliches, weil das Verschüttete ein Echo rief. Nicht nur die Musik war alt, auch der Geruch an Klaras Hals, er erzählte vom Kinderzimmer, von einer Gewitternacht und meiner Großmutter, wenn sie mit einer Kerze die Gruselangst wegflackerte, der Blick in die Kerze war größer als der in die

aufgeregte Nacht auf der Straße und nahm sie, die Angst. Gerüche sind die älteste Erinnerung, natürlich: die Brust der Mutter, die Milch, die Haut – das ist konserviert und speichert im Laufe der Jahre neue Gerüche, sie brennen sich ein in die Lebensfreude und Lebenstrauer, sie sind abrufbar und erzählen alle Geschichten aus dem einen einzigen Atemzug, in dem sich die Geschichten sammeln. Manche entdeckte ich an Klara, sie noch einmal geatmet haben zu können war schön.
-Ich muss meine Geschichte aufschreiben-, dachte ich, -ich muss die Zusammenhänge verschieben, bis sie unerreichbar werden, und dann wieder holen, weil ein ehemaliges Ganzes zu seinem Ursprung zurücksucht. Was da war. Warum es so kam. Wie ich es sehe. -

TOCHTER

> Johann Sebastian Bach
> Wir setzen uns mit Tränen nieder

Tochter ist ein schönes Wort. Die Hälfte der Welt ist eine Tochter, und aus der Hälfte der Welt kommen Tochter-Wörter. Ich überlegte, welche Verbindungen es mit Sohn gibt, und fand keine, wobei Tochtergeschwulst ja kein schöner Gedanke ist, aber es immerhin verdient hat, in unsere Sprache aufgenommen zu werden.
Mein Vater war vor meiner Geburt gefallen. Ich spielte mit einem Hund und fuhr ihn im Puppenwagen durch den Garten, mit vier Jahren sagte ich Papa. Elf Jahre später sagte ich nicht mehr Papa, ich dachte Vater ohne Mutter, ich war die Tochter eines Fotos unter meinem Kopfkissen und erzählte ihm eine Geschichte:
„Es war ein Kind, das hatte ein Wort verloren. Das Kind suchte im Himmel, um das Wort zu finden, es suchte in der Erde, aber das Wort blieb verschwunden. Da ging das Kind zu den Märchen und fragte:
-Habt ihr das Wort versteckt?-
Und die Märchen sagten:
-Klingt meine Linde? Singt meine Nachtigall? Weint mein Kind?-
Das verstand das Kind nicht und ging zu den Gedichten und fragte:
-Habt ihr das Wort versteckt?-
Und die Gedichte sagten:
-Wir sind schießende Sterne oder der Schrei aus eigenem

Mund, an dem wir in der Nacht erwachen.-
Das verstand das Kind auch nicht und ging zu den Chorälen und fragte:
-Habt ihr das Wort versteckt?-
Und die Choräle sagten:
-In uns ist Herz und Mund und Tat und Leben.-
Auch das verstand das Kind nicht, es war ein kleines Kind. Entlang an den Märchen und Gedichten und Chorälen wuchs aus ihm ein altes Kind, das die Geschichte noch einmal erzählte:
Man muss darüber sprechen, anders als andere es tun, der Bericht im Fernsehen, die unvermeidliche Schaukel, der Sandkasten, der Kinderstiefel, anders, aber wie? Wie über Schweigen sprechen, wenn Schweigen nichts ist, hinter der Sprache ist, lebendig, lebend, und lebt im Sprachlosen. Man muss es versuchen und die Luft anhalten, den Atem und atemlos werden wie vor fünfzig Jahren, Das kann man, das hat man gelernt, das ist nicht neu, aber neu ist, dass man die Luft nicht mehr anhalten kann, den Atem, man muss atmen, nach Luft schnappen, atmen, schnappen, viele Male hintereinander, fünfzig Jahre angehaltene Luft ist unvorstellbar. Namenlos verlassen nie gehörte Laute den Mund und verrauschen wieder im Unsagbaren. Aber der Anfang ist da und muss verfolgt werden, die Spuren ziehen klarwerdende Linien in den Tag, nichts ist neu, die Erinnerungen, aber dann bricht Neues das Unsagbare auf. Ein Schmerz, der kein Reimwort findet, ein altes der Dichter, man reimte anders und anderes auf Schmerz, auch darüber muss man sprechen, jetzt, da der Schmerz spürbar und fühlbar und hörbar wird. Wärmflasche reimt sich

nicht auf Schmerz, man legt sie zwischen die Beine, da hin, wo da unten das Schweigen begann. Nichts ist vergessen, nicht das Eis, das das Erinnern einfror und stumm machte. Die Scham, die Wärmflasche da hin zu drücken, ist anders als die Scham von damals. Man erzählt sie, viele kennen sie, man erzählt sie, damit viele sich nicht mehr schämen, eine Wärmflasche da hin zu drücken, wo alles begann. Die Wärme löst das Eis auf, das Gefrorene, Eingefrorene, Wasser fließt, salzig auch, und das Spiegelbild auf der Oberfläche holt aus der Tiefe des Wassers einen Namen, so lange her: Tamar, Prinzessin, liebliche, schöne, Herzkuchen buk sie, ohne Arg buk Tamar Herzkuchen. Ein Herzkuchen ist so ehrlich wie das Wissen eines stummen Kindes. Du bist meine Tochter, sagt Tamar. Viele Mütter hat ein Kind, nicht alle sind die wirklichen Mütter. Wirklich sind die Töchter Tamars. Sie legen Wärmflaschen da hin, wo ihre Mütter verletzt wurden und entehrt, sie machen aus der eingefrorenen Erinnerung Wasser, Herzwasser, warm und salzig, sie machen die Mütter zu ihren Töchtern und geben ihnen den Trost, den sie nie hatten. Auch darüber muss man sprechen. Über den ernsten Puppenkopf an dem Stoffleib, in unruhige Hände genommen und an den nackten Leib gelegt,
zu spüren das Warmwerden zerbrochenen Zelluloids aus einer einzigen Kindernacht, die ruhig werdenden Hände, das Glätten der Risse im Puppenkopf und Stoffhaut an Hauthaut. Man muss über die Unnatürlichkeit sprechen, die ein solches Tun hervorruft, und über die Natürlichkeit, es zu tun, dann ist es selbstverständlich. In eingefallenen Gräbern die Zeugen, dabeigewesen, wissend gewesen,

trostlos gewesen, auch sie, die Mütter, das Wort hergegeben für die nackte Scham des allerkleinsten Kindes. Ins Grab gefallene Worte bleiben liegen, viele Jahre, dann stehen sie auf, man muss ja sprechen, sagen sie."

Manches konnte ich Klara nicht sagen, dann schrieb ich es, aber schreiben war nicht die Sprache, die Klara hören wollte.
-Sag es so-, sagte sie, -bleib nicht auf der Ebene, die du als Kind für dich gefunden hast.-
Nein. Ich wollte nicht aus der Sicherheit der Worte fallen und keine Kontrolle mehr über meine alten Ressourcen haben. Im Schreiben fiel mir die Öffnung zur Welt leichter, es war auch schöner, die Welt in Geschichten zu erzählen, in denen nicht ich erwachte, sondern ein gespiegeltes Bild.
-Bleib im Kontakt mit dir-, sagte Klara, -übersetz deine Gedanken nicht, sondern sprich sie ungefiltert aus. Was denkst du bei Tochter?-
-Ich denke an meinen Vater-, sagte ich, -ich denke an die Bilder, die bei mir hängen, und an den Stolz, die Tochter eines Vaters zu sein, der malen konnte. Als ich vor Jahren wie in einem Rausch nach einer eigenen Bildersprache suchte, stand ich manchmal nachts vor einem fertigen Bild und weinte und sprach mit dem Vater, der mich zu diesem Bild geführt hat. Seinen letzten Aquarellblock mochte ich nicht auf den Tisch legen, es erschien mir wie die Entweihung seiner Kunst, bis ich die ersten Pinselstriche wagte und das Erbe spürte, das mir aus dem Block erwachte. Das war so schön.-
Klara ließ mich in der Stimmung der Tochter, ich war na-

he bei ihr, aber meinem Vater nah, er wusste, dass er ein Kind bekam, und war glücklich.
-Sollen wir es für heute so lassen?- fragte Klara.
Die Trennung zwischen einer Sitzung und der nächsten war manchmal nicht einfach, ich war immer froh, eine längere Heimfahrt zu haben, um Stimmung und Stimme und Spannung und Entspannung mitzuziehen. Zwischen den Häusern und Ampeln fuhr ich allein, der Weg dann über die Berge war ein langes Gespräch mit dem Himmel. Warme und kalte Sonnen waren nah und fern, und am späten Abend, wenn alles schlafengeht, kam der Mond aus seinem Haus.

SORGE

> Johann Sebastian Bach
> Gott versorget alles Leben

Vor einer Sommernacht hielt ich mal wieder an der Schafswiese. Zehn Wollzufriedenheiten standen und blickten mit weichen, mahlenden Mäulern zu mir.
-Bald werden sie in ihrem Stall sein, wenn es Winter wird-, dachte ich,
-sie werden die Kälte draußen nicht spüren und mit ihrer Körperwärme die Ritzen in den Balken der Wände verschließen, kleine Kinder kommen mit dicken Mützen und Atemwolken vor plappernden Mündern in den Stall und suchen sich ihr Lieblingsschaf aus, das süßeste, das niedlichste, das weichste. Kommkommkomm, locken sie ihr Schaf mit Heu und werden schläfrig von Entzücken und Stallwärme und können sich nicht trennen.-
Auch ich suchte mir mein liebstes Schaf, es hatte kurze Beine und erinnerte mich an Selma.
-Hör mir mal zu-, sagte ich zu Selma, -ich muss dir etwas sagen: Ich habe im Frühjahr den Teich aus meinem Garten genommen, der Krater in der Erde war eine riesige Verletzung, die mir im Herzen wehtat. Nachdem das Loch mit Mutter Boden aufgefüllt war, versprach ich dem Garten, seine Wunde zu versorgen, ein Pflänzchen nach dem anderen setzte ich in die Erde, sie bekamen Knospen und sprangen rot und gelb und blau und weiß auf, die Wunde heilte und füllte sich an mit zartem Leben, das der Garten glücklich aufnahm. Er war so glücklich, dass er den

Pflaumenbaum ganz blau machte und den Apfelbaum ganz rot, sogar Nüsse hängen am Haselstrauch, der noch nie Nüsse hatte, ich glaube, sagte ich Selma, so ähnlich wie dem Garten geht es mir und einer alten Wunde, die ich immer nur verbunden hatte, ohne sie innen zu kennen, im Körper als Schmerz, der nur über den Körper aufgelöst werden kann, ihn habe ich bei Klara spüren können, was da war, warum er war und vielleicht nie vergeht, aber ich kann ihn ansprechen, ich kann Mutter und Vater sagen und Tochter und Schwester und weiß, da sind die Verletzungen, Bauch und Brust, die nicht genannten Wörter, weil sie nackt waren, nun nenne ich sie, es ist Zeit, dass ich das Mädchen wieder zu mir nehme, sagte ich Selma, seine Verletzungen gehören zu mir, wie zu dir dein schönes Glück, am Abend mit Frau Meier zu plaudern, du bist kein dummes Schaf, du kennst das Wort Sonnenaufgang, was glaubst du, wie viele Wesen es gibt, die das Wort nicht kennen.-

Ich war überzeugt, dass Selma genau zugehört hatte, ihre Lippen bewegten sich klein und zufrieden, ein schwarzblauer Himmel machte sie weiß, und alle anderen Schafe wandten den Kopf Selma zu.

-Du bist mein liebstes Schaf-, sagte ich, -mein allerliebstes.-

In der nächsten Sitzung sagte ich Klara, dass ich das fünfzehn Jahre alte Mädchen wieder zu mir nehmen möchte.

-Ich freue mich-, sagte Klara, -wie möchtest du es nehmen?-

-So-, sagte ich und legte meine Hände auf Klaras Bauch und dann auf meinen.

-Du gehst zurück-, sagte Klara und sprach das Mädchen

an, -du gehst zurück zu der Frau, die dich eine Zeitlang in meine Obhut gab, damit sie gesunden konnte an dem, was ihr unverständlich war und wehtat. Wir haben deine Sorge nie vergessen, ich habe sie aufbewahrt, bis die richtige Mutter dich annehmen kann, als die sorgende Mutter, die wir alle in uns tragen.-

Ich hörte ganz genau hin. Es war nicht Klaras Stimme, in der ich eine unendliche Entlastung fühlte, es war meine eigene Stimme, die widerhallte in der Sicherheit eines glücklichen Moments. In der anschließenden Ruhe an Klaras Körper atmete ich im Einklang mit dem Mädchen, es war ganz warm.

## 6. SCHICHT
KONTAKT

Justus
„Meine Mama ist die liebste auf
der ganzen Welt."

Drei Wochen später hielt ich noch einmal bei Selma an, diesmal auf dem Weg zu Klara. Selma und ich erkannten einander sofort wieder, und ich sagte:
-Deine Tochter ist inzwischen genauso groß wie du. Sie ist schön, ganz weich und hat dein gemächliches Gemüt. Du musst nicht mehr auf sie aufpassen, ihre Ruhe ist selbständig und eigen, du hast ihr mitgegeben, was sie dafür braucht. Du bist eine gute Mutter und hast alles richtig gemacht. Auch bei deiner nächsten Tochter wird das so sein und bei der dann und allen weiteren. Ich weiß das jetzt, wir müssen den Töchtern unser Leben erzählen, was falsch war und was richtig war, wir müssen die hungrigen Mädchenherzen mit unserer Geschichte füttern, damit sie wissen, wer wir waren und wer sie sind. Das muss man nicht mit den Worten der Geschichte sagen, sondern in der Sprache der Generationen: Urahne, Großmutter, Mutter und Kind – in trauter Gesellschaft beisammen sind, jaja, ich weiß, aber es ist nicht die Lustigkeit in dem Reim –sagte ich-, es ist das Wissen um Empfangen alter Verletzungen und alten Unrechts, um Kampf und Anderssein und um Mut und Kraft. Es gibt starke und schwache Glieder in der Kette, ich bin das starke, ich habe die weiblichen Wurzeln ausgegraben, ich habe die Narben an ihren verknorrten

Verästelungen gesehen und sie noch einmal zu ihrer Wunde aufgebrochen und dann neu verbunden und versorgt und wieder eingebettet. Das Mädchen ist nicht meine Tochter, ich bin das Mädchen, ich bin die Tochter, ich bin die Mutter-, sagte ich Selma, -verstehst du das? Das Mädchen erzählt dieselbe Geschichte wie die Tochter wie die Mutter, die Begriffe konstruieren nichts eigenes, sie sind ein Nerv, ein Gefühl, eine Stimme. Deshalb muss ich heute bei Klara etwas tun, das mich noch einmal zu dem Schmerz führt.-

Es war noch immer Sommer, einer von den nie endenden, er lag warm in der Wand des Hauses gegenüber Klaras Raum, und ich war überzeugt, dass der rote Fleck dunkler geworden war, wie alles dunkler wird, wenn der Sommer dann endgültig geht.

Ich lag neben Klara und hatte keine Schwierigkeiten, den Kontakt zu spüren.

-Ich möchte deine Hand nehmen und auf meine Brust legen-, sagte ich.

-Ja-, sagte Klara.

Ich nahm die Hand und legte sie mir auf die Brust, meine Hand ließ ich über Klaras Hand liegen. Längst vergangene Sommer einer stillen Mädchenzeit flackerten hinter den geschlossenen Augen, der Geruch gepuderter Hände hing in der Luft, und die wortlose Scham für den eigenen Körper brannte als Bild noch einmal als unendliche Traurigkeit durch meine Stirn.

-Was hat man dir angetan?- ließ ich das Mädchen zur Tochter zur Mutter sprechen.

Und die Mutter sagte zum Mädchen zur Tochter:

-So ist es ganz gut.-

-Warum weine ich nicht?- fragt die Tochter das Mädchen die Mutter.

-Weil es so ganz gut ist-, sagt das Mädchen die Tochter die Mutter.

Ich legte Klaras Hand zur Seite und atmete in die unverletzte Haut der Brust. So war sie nur noch die allerletzte Nacht, gesund und ein Ort der Heimat und des Trostes für einen einsamen Menschen, der den Trost mitnahm in die Welt, als er sie verließ.

Ich fuhr nach Hause und dachte:

-Jetzt ist alles gut.-

## SCHATTEN

Justus
„Der Papa auch."

In Klaras Zimmer ist es still. Körpertherapie geschieht im Stehen, im Sitzen, im Liegen. Im Stehen werden die Arme bewegt, der Hals, der Kopf, man geht durch den Raum und folgt den Anweisungen der Therapeutin. Im Sitzen lehnen die Rücken aneinander, der Kontakt geht über Wärme und Atmung, ich hatte Johann Sebastian Bach mitgebracht, um Klara meine schönste Musik zu zeigen, wir hörten den Choral „Wohl mir, dass ich Jesum habe", ich konnte nicht danach tanzen, obwohl der wiegende Rhythmus zu ruhigen und großen Bewegungen einlädt. Ich war zu befangen, diese viele Male gehörte Musik mit ihrem Trost in etwas Unbekanntes zu übersetzen, das mir das schlichte Hören auflöst.

Körpertherapie im Liegen ist ganz still. Ich hätte nie geglaubt, eines Tages die Sperre vor der Matratze so überwunden zu haben, dass ich von allein den Wunsch äußerte, mich hinzulegen. Das bedeutete ja auch immer, dass der Kontakt zu Klara über den ganzen Körper ging, Frontalkontakt, sagt Klara, oder sie liegt an meinem Rücken, den Arm unter meinen Kopf geschoben. Das ist eng und nah, und es ist still. Das Fenster blickt in einen Hof, im Wind klopfen Efeuranken an die Scheibe, sonst gibt es keine Laute von außen, manchmal ein Martinshorn. Das ist nicht gut, es bedeutet Schlimmes und eine Katastrophe. Vor einem Jahr saß ich in einer Kirche und hörte Mozarts „Requiem". Durch die dicken Mauern fuhr im Benedictus ein Krankenwagen in die Kirche, Polizei auch, das kam zu mir, ich wurde an einen Schlauch gehängt und mit Apparaten verbunden, jedes Martinshorn heult, was vor elf Jahren geschah. Es geht vorbei, und nach dem Benedictus kommt das Agnus Dei.

Das ist in Klaras Praxis genauso, es geht vorbei, schneller als draußen, weil ich mich an Klara festhalten kann. Sie weiß nicht, warum ich mich festhalte, ich muss das eines Tages sagen, ich muss noch einmal über die Angst auf dem Bahnhof im Winter sprechen, ich muss noch einmal zu einem anderen Bahnhof zurückgehen. Wie alt können Schatten werden, und gibt es einen kurzen und einen langen, einen dunklen und einen dunkleren? Gerade war alles gut, ich fühlte mich außen gut und innen gut - die Schwester, die Seele, die Heimat, die Mutter, die Tochter – die weibliche Sprachform erzählte mir von der Unschuld eines Kindes, zur Freude an der Welt geboren worden zu sein. Jedes Kind möchte das, wenn es im Bauch der Mutter ihre Stimme hört, der Fuß, der sich durch die Haut drückt, möchte berührt werden, und alles, was dann nackt in die Luft zuckt, kann nicht alleinsein. Drei Drosseljunge lagen im Nest vor dem Fenster, unermüdlich flogen die Eltern und fütterten und entsorgten die Kotbällchen, aus Flaum wurden Federn und aus Stummeln Flügel. Im Nest wurde es eng, ein Hals war länger als der andere, in der Nacht hatten die Jungen einen warmen Schlaf. Eines Abends wurde es ruhig vor dem Fenster, kein Schnabel brachte Raupen und Käfer, dennoch reckten sich drei Hälse und öffneten sich drei Schnäbel, von Stunde zu Stunde schlaffer und

müder, das Rufen erlosch, und riesige Kotbällchen kamen aus den verlassenen Vögeln, ihre Köpfe fielen übereinander, dann waren sie tot. Tragödien finden selten auf der Bühne statt, kein Vorhang hebt sich und senkt sich, man steht nicht auf und geht nach Hause, sie überfallen das Leben und machen kurzen Prozeß mit den Gefühlen: Friss oder stirb! Viele fressen, manche sterben, einige kauen und alle hungern.
-Was brauchst du heute?- fragte Klara.
Manchmal wusste ich es, manchmal wusste ich es nicht, manchmal konnte ich es nicht sagen, und manchmal sagte ich es gegen den Widerstand:
-Ich möchte mich an dich legen.-
Dann lag ich an Klara und erzählte winzige Geschichten:
-Damals.-
-Als.-
-Ich.-
-Allein.-
-War.-
Zweimal in meinem Leben war ich allein, das Erstemal legte ich in Klaras Bauch und hatte den Blick auf ein offenes Herz. Hinter dem Nackten gab es schützende Hände und die Sicherheit, etwas möglich zu machen, das mir zuvor als unmöglich erschien: In der Trennung zwischen Frau und Mädchen die Verbindung zu finden, die zu einem Ganzen zurückführt. Ich besuchte meine Ausstellung zu sexueller Gewalt und nahm teil an der Eröffnung von meiner Freundin und ihrem Mann. Meine Bilder hingen an den Wänden, meine Texte standen darunter, so viele Male hatte ich sie in zehn Jahren zu einer Geschichte erzählt, die

meine war. Sie war noch immer meine, aber keine öffentliche mehr, hinter dem Schweigen sah ich die angekommene Fracht der Jahre; die von anderen Händen aufgeladene Last hatte ihr Gewicht verloren, ich fühlte keinen Schmerz vor den Bildern, sie waren fremd und sie berührten mich, ich verwandelte das Sehen in Verstehen und erfand neue Wörter für eine neue Heimat.

-Wo bist du gerade?- fragte Klara.

-Ich bin der halbe Mond-, sagte ich.

-Und wo ist die andere Hälfte?- fragte Klara.

-Im Schatten-, sagte ich.

Das Zweitemal lag im Schatten.

## IMSEINSEIN

> Justus
> „Erst waren die Indianer da,
> dann kamen die Menschen."

-Womit bist du heute gekommen?- fragte Klara am Anfang einer Sitzung, wenn ich nichts sagte, um auf die erwartete Frage eine Antwort zu haben. Ich wusste oft nicht, was ich wollte – wollte ich die eine Hälfte oder die andere Hälfte? Welche der Hälften hat den Bauch schlimmer gemacht? Die Schattenhälfte oder die Hälfte, die einst auch im Schatten war, so dass der volle und runde Mond unsichtbar war? Ich habe in der Zeit bei Klara die weibliche Seite des Mondes hell gemacht und sie mit weiblichen Namen bewohnbar werden lassen. Ich habe den Namen eine Geschichte gegeben und sie fühlbar in mein Leben genommen. Da hängt sie, die Sonne und Sterne ansieht und in mathematisch und physikalisch erklärbaren Bahnen planmäßig dahinwandert, aber in der Überzeugung eines Wunders anderen Gesetzen gehorcht. Mondstrahlen gefrieren und lassen ein kleines Männchen zur Erde rutschen, Wolkewittchen! jubeln kleine Kinder, und große Kinder wissen: Die Mondfrau sang im Boote.
Ich muss meinen Mond ganz machen, ganz hell, ganz im Glanz, ganz groß über den Häusern und ganz beweidet mit Schäfchen.
Also machte ich Halt bei Selma, der Expertin für Weiden und Wiesen.
-Warst du schon einmal auf dem Mond?- fragte ich Selma.

Selma kaute, und ich sagte:
-So geht das doch, die schönsten Schäfchen hat der goldne Mond.-
Vielleicht war Selma gar kein schönstes Schäfchen, sondern einfach nur mein liebstes, ich sagte:
-Ich war ja auch noch nicht da.-


Dann suchten Selma und ich den Himmel ab, der Mond lag in einer Wiege, ganz klein und kaum geboren.
-Ist das ein a- fragte ich Selma, -oder ein z?-
Mein Schaf blickte mich lange an.
-Ein z-, sagte ich, -ich weiß.-
Schafe brauchen keine Eselsbrücken, Schafe stehen unter der Sonne auf kleinen Hufen, und sie gehen unter dem Mond in Tanzschuhen, wenn das weiße Licht die Hufe verlängert. Ich wollte auch Tanzschuhe haben und blickte sehnsüchtig auf meine Füße. In einer Woche vielleicht sehe ich den Schatten, der aus meinen Schuhen Tanzschuhe macht, vielleicht auch erst in zwei Wochen oder unter dem vollen Mond, vielleicht auch erst, wenn der Mond viermal rund war oder noch mehr Male. Es war kalt geworden, die hellen und die dunklen Stunden haben sich müdegewippt in ihrem Rhythmus, ich konnte zusehen, wie die Tage kürzer im Klang wurden und die Nächte alte Lieder entdeckten. In Klaras Straße wurden die gelben Blätter der Akazien fast weiß, weil kein Frost sie von den Zweigen holte, bis es der Baum von selbst machte, wie der Milchzahn eines Kindes zuletzt auch nur an einem Zipfel hängt, bevor er rausfällt. Meine Zeit mit Selma war vorbei, ich würde an

ihr vorbeifahren wie an der Gärtnerei, an der Brücke und an dem Starenkasten, Selma würde wieder mit Frau Meier plaudern und im nächsten Frühjahr ein neues Lamm bekommen.
-Womit bist du heute gekommen?- fragte Klara.
Ich mochte nicht sagen, dass der Mond zunimmt, wie wichtig das für mich war, ich musste in Gedanken noch einmal in Klaras Nähe die letzten Monate aufrollen, was war und was mir bewusst geworden ist und welche Erfahrung ich an den Gesprächen und an der Fühlbarkeit des Körpers gemacht habe. Es war so viel.
-Ich halte inne-, sagte ich und wünschte, dass nie jemand auf die Idee kommen möge, die Wand hinter dem Fenster zu streichen, bevor ich auch den roten Fleck nicht mehr brauchte. Zwischen Klaras Beinen lag mein Kopf auf Klaras Bauch, meine Hände hielten sich an den Beinen fest, weil der Kopf wie ein Boot auf dem Wasser schaukelte, wenn Klara in den Bauch atmete.
-Und wie geht das?- fragte Klara.
-Ich atme-, sagte ich, -ich atme, ich atme, die Zeit vergeht ohne einen Gedanken, und doch sind alle Gedanken der letzten Monate eingebunden in jenen Ohnegedanken, alles Zarte, Mütterliche, Weiche ist aufgehoben in der Höhlung meiner Hand, siehst du das?-
Und ich zeigte Klara meine Hand, sie war rund und voll und zwischen den Fingern versteckt.
Zart, mütterlich, weich – ich träumte nicht, ich schaukelte auf Klaras Bauch.

# GESCHICHTE

Justus<br>„Ich weiß alles."

Und dann musste ich doch noch einmal bei Selma anhalten, später.

Es ging mir gut, mein Bauch übelte nicht mehr dahin, und ein weicher Fluss durchströmte die Herzen meiner liebsten Wörter. Leben kam zurück, die Musik erwachte schon am Morgen, und Heimat war die Schwester der Seele. Der Sommer reichte bis in den November, die Kraniche hatten keine Lust, ihre noch immer satten Maisfelder zu verlassen, um die Kerze standen die dicken Kinder.

-Ich komme bis zum nächsten März-, sagte ich Klara.

-Was möchtest du bis dahin ansprechen?- fragte sie.

Was wollte ich noch sagen? Ich zählte auf, welche Schichten die Ranunkel freigelegt hat, die sechste Schicht, und in jeder Schicht fünf Geschichten. Wie viele Schichten hat eine Ranunkel? Ist das bei jeder Ranunkel gleich? Oder sind Ranunkeln verzauberte Menschenleben mit unterschiedlicher Dicke ihrer Ge-Schichten? Ich wusste nicht, was noch kommt, mir fiel ein:

Ruhe, Atem, Liebe, Herz. Im Herzen wollte ich ankommen, dahin ging die Reise. Ach, es musste schön sein, im Herzen anzukommen! Und das fühlte ich in einer vorauseilenden Freude, als ich ganz leicht und ganz gelöst an Klaras Körper lag. Klara summte, ich summte mit, ihr Atem blies warm in meinen Nacken, das kitzelte, ich genoss eine verkitzelte

Lust, an der ich hinüberglitt zu meinen Kindern und Großkindern, die Erschöpfung der letzten Jahre war vorbei, ich lebte, alles, was noch an Geschichten erzählt werden wollte, konnte nicht so schwer sein, dass mir die Kraft dazu fehlte.
-Atme in deinen Rücken-, sagte Klara.
Das konnte ich.
-Atme in den Rücken und lass den Atem fließen durch die Wirbel, durch den Po, durch die Beine bis in die Füße.-
Das konnte ich.
Später werde ich noch einmal bei Selma anhalten und ihr erzählen:
-Mein Atem fing an zu singen, er vibrierte durch den Rücken durch das Becken
und flimmerte im Kopf wie ein Summen tausender losgelassener Nerven, sie machten mich schwindelig und süß, es war ein Rausch Leichtigkeit an diesem Novemberabend, wenn im Himmel mächtig gebacken wird und letzte Wolken lilalilali singen, weil sie so leuchten.-
-Jetzt beginnt etwas Neues-, sagte ich Klara, -, ich fühle das, es geht mir so gut.-
Ich dehnte mich, ich reckte mich, Klaras Hand drückte fest in meinem Rücken, ich atmete in die Hand, die mir einmal die Brücke war, dass es diesen Abend gab.
Selma legte ihre Lippen in meine Hand. Das hatte sie noch nie getan, Schafe sind scheue Tiere und verlieren nie ihre Tanzschuhe, weil sie nur im Mond tanzen, der Mond an dem Novemberabend war klein und Selmas Schuhe ohne Schatten, sie legte ihre Lippen in meine Hand, und ich sagte:

-Der Krampf kam plötzlich und wie ein Überfall, ich entsetzte mich, weil Klara so warm und so nah war, ich verstand nicht, warum der Krampf die Freude zerbeulte und unbarmherzig wehtat.-
Manchmal geht ein Krampf schnell vorbei, manchmal dauert er ewig.
-Es geht nicht vorbei-, sagte ich Klara, -es kommt immer wieder.-
Ich musste weg aus Klaras Nähe und zog die Beine so weit an, dass der Schmerz erträglicher wurde, aber er war kaum zu beeinflussen, er ebbte auf und ab wie Wehen und machte den Unterleib wund. Die Zeit verlor ihre Ränder, das Kissen gab mir Halt. Mir kam überhaupt nicht der Gedanke, Klara zu bitten, etwas gegen den Schmerz zu tun, das hier war mein eigenes Stück Geschichte, eine alte Wunde zu versorgen, ich dachte, ich hätte das in den letzten Monaten doch gekonnt, und war maßlos enttäuscht. Als die Krämpfe aufhörten, sagte ich es Klara:
-Ich habe die Verletzung so gut geheilt, warum ist sie noch immer da?-
Ich kraulte Selmas wollige Stirn und sagte:
-Ich erzähle dir, was Klara antwortete: Die Verletzung ist ein hartnäckiger Dämon, er will dich beherrschen und nicht loslassen und meldet sich gerade jetzt, wo es dir ganz gutgeht, er will das nicht und hat was gegen deine Freude und Heilung. Aber du hast die Erfahrung gemacht, dass du Wege gefunden hast, ihn zu bannen und seine Macht erschöpfen zu lassen. Du verlässt diese Wege ja nicht, du wirst auch noch mehr suchen, weil du das Wunderbare einer Genesung

am sprichwörtlich eigenen Leib erlebt hast. Der Dämon wird immer mehr an Macht verlieren, du hast so gute neue Kraft angesammelt, dass du stärker sein wirst als er.-
-Klara hat recht-, sagte ich Selma, -ich selbst kann so schlecht einen Schmerz deuten. Dass Klara das für mich macht, tut mir gut, ich höre zu und merke, wie ich ihre Worte zu mir hole, als seien sie –ausgesprochen- meine eigenen verstummten und verlorenen. Die Geschichten, die ich dir erzählt habe –kraulte ich Selmas Stirn-, sind mein poetischer Schlüssel für das Gesundgebliebene in mir und ein Weg zu neuer Sicherheit.-
Wieder bei mir und entlassen aus dem dumpfen Krampf holte ich mich für eine Weile zurück in Klaras Hand und in ihren Arm, bis die Freude über das Neue wiederkam und ich zuversichtlich mit Klaras Worten nach Hause fuhr und sie Selma erzählte. Es sollte endgültig das letzte Mal sein, dass mein liebstes Schaf mir zuhörte. Vierzehn Tage später stand es nicht mehr hinter dem Zaun und ruhte den Winter im Stall aus.
Das Jahr war fast vorbei, drei Jahre hatte der Körper gehungert, ich legte meine Hände um den Bauch und fragte nach seinen alten Schmerzen, er gab keine Antwort, und so sagte ich den Händen, was zu sagen war:
-Es ist gut.-
Und ich sagte es Klara, als sie in der nächsten Sitzung fragte:
-Wie ist das, wenn du mir deine Hand gibst?-
-Es ist gut-, sagte ich.

# RUHE

Justus
„Morgen weiß ich noch viel mehr."

Es war Winter geworden und immer Licht, wenn ich zu Klara kam. Der rote Fleck auf der Hauswand gegenüber saß in der schwarzen Fensterscheibe, ich brauchte ihn nicht mehr, um ein Wort, einen Gedanken oder ein Gefühl an ihn zu ketten, ich hatte Sicherheiten an den Dingen im Raum bekommen, an die Entdeckung bleibenden Vertrauens, an Gehaltensein und an die Überzeugung, mit alten Ressourcen neuen Glauben an mich und meine Stärken wiedergewonnen zu haben. Die Freude an meinen Stunden bei Klara, die Wärme über den Körper, die Spannung zu Stimme und Stimmung übertrugen sich leicht und selbstverständlich in mein Alltagsleben mit Familie und Freunden, ich ging gern zu meinen Frauen in die Trauergruppe, ich fühlte die Kraft, die man braucht, um Angehörige nach einem Suizid zu unterstützen in ihrem Schmerz und ihrer Suche nach Erklärung und Sinn. Manchmal erzählte ich Klara von Schwierigkeiten, die ich bei mir sah, und von Konflikten, die an jenen Abenden ein Gespräch verwirrten. Obwohl ich in fast zwei Jahren nicht viel über meinen eigenen Schmerz in dem Tod meines Mannes erzählt hatte, spürte ich nach dem Aufräumen und Ordnen und Verstehen meiner Mädchenverlassenheit eine gelassene Ruhe, nun auch über die Selbsttötung meines Mannes sprechen zu können.
-Lass uns jetzt bei der Ruhe bleiben-, sagte Klara, -nicht

gleich ein neues Thema dranhängen, sondern erstmal fühlen, wie es ist, bei dir zu sein, stärk das Gefühl, lass es satt werden und vergiss nicht, zwischendurch immer wieder zu essen, und nimm von mir, was du brauchst.-
Das war nicht leicht. Noch immer war die Sorge nicht weg, abhängig zu sein und Liebe zu haben, die nicht sein darf.
-Warum nicht?- fragte Klara.
Dann fiel mir nie eine Antwort ein, weil ich nicht erklären konnte, was „echt" und was „symbolisch" war. Mein Kopf unterschied genau, mein Herz nicht genau, und lange verhakelte sich Klaras Satz „Vergiss den Kopf" mit ihrer Überzeugung „Was du hier empfindest, trägst du nach außen". Sie hatte recht, und trotzdem machten sich drei Nerven in einer lieben Anhänglichkeit selbständig.
-Wie heißen die denn?- fragte Klara.
Natürlich musste ich lachen und merkte, wie mich das Lachen befreite von einer Last. So schlimm konnten also die drei Nerven nicht sein.
-Warum wehrst du dich gegen Bindung?- fragte Klara, -du planst deinen Abschied, du machst dir furchtbaren Druck, bis März deine Zeit hier bewältigt zu haben, plötzlich willst du dem Fließen einen Rahmen geben, in dem alles beendet sein muss. Ruh dich jetzt aus, es muss nichts Neues passieren, es muss überhaupt nichts passieren, um dir die Erlaubnis zu geben, noch länger kommen zu können. Wir können mit der Entspannung arbeiten, mit dem Erfolg deines besseren Bauches, wir können mit der Freude suchen, wie sie dich bleibend unterstützen kann.-
-Und wenn ich die Angst auf Bahnhöfen noch einmal ansprechen möchte?- fragte ich.

-Natürlich können wir darüber sprechen-, sagte Klara, -nichts läuft weg und nichts geht verloren, wir können die Abstände deiner Termine größer machen, drei Wochen, vier Wochen, damit du ausatmen kannst, lang, ich bin ja da, wenn du mich brauchst, das Band, von dem ich einmal sprach, lass die gute Zeit groß werden und dir zur Heimat, du hast die Mutter in dir belebt und sie für dich sorgen lassen, genieß diese Entdeckung und denk nicht daran, jetzt gleich das andere auch ähnlich übertragen zu müssen, um es zu verstehen.-
Nein. Das andere ist anders. Es gibt keine Übertragungen und symbolischen Handlungen, die Selbsttötung eines Menschen über die Sprache des Körpers verstehen zu können, weil ich nicht klein war, als mein Mann sich das Leben nahm, dieser Einbruch erschütterte die Freude auf das Alter, auf die Zukunft der Kinder, auf gemeinsame Großkinder, auf eine geduldige Zeit miteinander.
„Ein einziger Mensch fehlt dir, und die ganze Welt ist leer", las ich, „aber man hat nicht mehr das Recht, das auch laut zu sagen."
Vielleicht ist es das, was ich bei Klara noch sagen möchte, gegen das Unverständnis den Schmerz laut auszusprechen, wie er war damals, und wie er sich verändert hat heute. Zweimal war ich allein, das zweite Mal war ich im Leben allein, das erste Mal im Recht auf Leben.
-Was brauchst du?- fragte Klara.
-Stille-, sagte ich, -und eine lange Zeit.-
Und Stille und lange Zeit zogen durch mehrere Wochen und sichere Stunden in Klaras Zimmer. Es passierte nicht viel, ich sprach über eine plötzliche Augenerkrankung, wir

witzelten über meine Phantasie hinweg und ließen mich zuversichtlich „sehen", Klara lag in meinem Rücken und dehnte und reckte ihn, ich entspannte und atmete aus und konnte Wärme und Wohlgefühle durch den Bauch fließen lassen. Wie in einer Höhle schlief ich in den Stunden über die Zeit im Winter dahin, ich brauchte nicht viel, die Reserven waren ausreichend, und die Wärme erlosch nicht. Wenn Klara fragte:
-Sollen wir es für heute so lassen?- war es gut, ich fuhr nach Hause, die Tage waren schön, und ich erholte mich mehr und mehr, als würde sich aus einem inneren Zentrum wellenförmig Licht in meinen Körper verteilen. Ich ließ die Schlaftablette weg, die ich seit Jahren nahm, ich brauchte sie nicht mehr und schlief eine gute Nacht.

## 7. SCHICHT
KONTAKT

Schläft ein Lied

Ein kaltes Jahr war gekommen, als eine Frau meiner Gruppe aus dem Urlaub einen goldenen Bernstein mitbrachte.
-Für dich-, sagte sie, -weil du dich so um uns kümmerst.-
Ich war gerührt und kümmerte mich nach mehr als zwei Jahren noch immer gern. Zwei Frauen hatten sich von der Gruppe verabschiedet, sie waren stabil und zuversichtlich im Weiterleben nach dem Suizid ihrer Söhne, neue Frauen und ein Mann kamen, dann lebte bei den anderen Frauen die eigene Geschichte wieder auf, aber ich stellte fest, dass über jedem weiteren Erzählen eine beruhigende Sicherheit lag. Die Fassungslosigkeit der ersten Male war einer endgültigen Gewissheit gewichen, einer traurigen und trostlosen zunächst, dann einer mutigen und tapfer zurückblickenden Gewissheit.
-Wir haben ihm nicht gereicht-, erklärte eine Mutter den Suizid ihres Sohnes.
-Habe ich meinem Mann nicht gereicht?- fragte ich Klara, -gibt es etwas im Leben eines Menschen, das „genug" sagt, weil es zum Leben nicht mehr reicht?-
Jeden Tag hatte ich nach seinem Tod die Arie „Ich habe genug" von Johann Sebastian Bach gehört, „ des Leibes Ketten" hatte ich in den letzten Tagen nicht mehr abnehmen können, wenn ich ihn auszog und den Verfall an seinem Leib sah. Ich setzte mich an sein Bett oder legte ihn in

meinen Arm, um mit einer Beruhigungstablette einen gesunden Schlaf herbeizuwünschen, nach dem er geheilt aufwachen würde. Damals übertrug ich die „matten Augen" noch nicht in die Arie, die mir später den Trost zusang, ich habe nicht eine Sekunde an die Welt gedacht, die in der Arie angesprochen wird: „Welt, ich bleibe nicht mehr hier, hab ich doch kein Teil an dir, das der Seele könnte taugen", ich war die Welt, die ihm reichen sollte, bei mir war die Freude, bei mir war das Leide, es hätte doch reichen müssen! Und seine Kinder! Die ungeborenen Enkel!
Eine lange Zeit war der Rhythmus der Tage zwischen den Stunden bei Klara ruhig gewesen und beruhigt, nun drängte eine alte Welle in den Frühling, als solle er mit seinem Leben mein Leben mittragen können, weil darin die größte Kraft liegt.
-Ich erzähle dir-, sagte ich Klara und erzählte,
wie es zu der Angst auf dem Bahnhof gekommen war,
wie ich wenige Tage nach dem Tod meines Mannes zum Bahnhof fuhr,
wie ich das nächste Mal im Auto wartete, als der Zug kam,
wie ich das nächste Mal ausstieg, als der Zug in den Bahnhof fuhr,
wie ich das nächste Mal an der Straße stand, als der Zug kam,
wie ich das nächste Mal zum Bahnsteig ging, als der Zug über die Brücke fuhr,
wie ich das nächste Mal an der Bahnsteigkante stand, als der Zug kam,
wie ich übte, wie ein Zug in einen Bahnhof fährt.
-Was musstest du üben?- fragte Klara.

-Ich musste üben, dass nichts passiert, wenn ein Zug kommt-, sagte ich.
-Was sollte denn passieren?- fragte Klara.
-Dass ich falle, dass ich stürze-, sagte ich.
-Und dann?- fragte Klara.
-Nichts-, sagte ich und spürte ein Elend in allen Nerven.
Klara legte ihre Hand in meine Stirn, ich konnte sie jetzt gut ertragen und ließ die Welle des alten Bildes fließen über die Jahre vergeblicher Suche.
-Du bist nicht gefallen, du bist nicht gestürzt-, sagte ich ihm, der auf jedem Bahnhof die Angst herberuft, -du hast die letzten Möglichkeiten deines Willens und deiner Entscheidung genommen und dich gefällt und dich gestürzt, du hast dich getötet, weil du keinen Teil mehr an der Welt hattest – wenn ich falle und stürze auf einem Bahnsteig, bleibe ich liegen, verletzt vielleicht, aber ich bleibe, weil mein Teil an der Welt meiner Seele taugt, ich werde nie den Abgrund deiner tauglosen Welt erfahren.-
Unter Klaras Hand in der Stirn summten Worte ihr müdes Vergehen.
-Ich bin so erschöpft-, sagte ich
und richtete mich auf und sagte:
-Ich bin so gewachsen.-
Es war schön, gewachsen zu sein, groß geworden an einem Gedanken, der das Schlafen eines müden Menschen über seinen Tod erhob. Auch ich musste schlafen und habe mir jahrelang den künstlichen Schlaf mit der Tablette geholt, nun schlief ich natürlich und er konnte es auch.

SCHATTEN

                              in allen Dingen

ERZÄHL MIR EINE GESCHICHTE
WAS FÜR EINE GESCHICHTE
EINE SCHÖNE
MORGEN GIBT ES EINE SCHÖNE GESCHICHTE
UND HEUTE
HEUTE GIBT ES EINE WAHRE GESCHICHTE
ICH ERZÄHL SIE DIR
DU ERZÄHLST SIE MIR
AM ABEND
GESCHICHTEN ERZÄHLT MAN AM ABEND
WENN ES DUNKEL WIRD
AM ABEND
DANN ERZÄHLST DU MIR DEINE GESCHICHTE
AM ABEND
DANN ERZÄHLE ICH DIR MEINE GESCHICHTE
AM ABEND
DANN ERZÄHLEN WIR DIE GESCHICHTE
MEINE GESCHICHTE
DEINE GESCHICHTE
WENN ES DUNKEL WIRD

Ich habe dir meine Geschichte erzählt, die langen Jahre, der Trost, die Liebe, aber deine Geschichte muss ich mir zusammensuchen, du erzähltest sie nicht, du erwecktest den Anschein unsagbarer Kraft, du wecktest nie, was war. Das muss ich versuchen, ob dir die Sprache gefällt?

DER VOR DEM LETZTEN MÄRZ NICHT SCHLIEF
DER WARTETE AUF BLAUE ZEICHEN
DER SEINEN HIMMEL SCHLIESSLICH RIEF
UM AN DAS SCHÖNE TOR ZU REICHEN
DER ABERMALS DEN SCHLAF ZERSCHLUG
DER HOFFTE IN DER NACHT ZU SINGEN
DER BITTRE MILCH TAT IN DEN KRUG
UM SICH DEN WUNDEN NAH ZU BRINGEN
DER NACH DER HÄLFTE NICHT MEHR FROR
DER ATMETE IN DUNKLEN DINGEN
DER SEINE NAMEN DORT VERLOR
UM ÜBER EINEN FLUSS ZU SPRINGEN
DER TRANK DIE MILCH IM WEISSEN MOND
DER ASS IM KIND DAS ALTE FLEHEN
DER HINTER SEINER SPRACHE WOHNT
UM SUCHEND UM SEIN HAUS ZU GEHEN
DER ZAUBERTE DAS GLÜCK ENTZWEI
DER LACHTE OHNE LUFT ZU KRIEGEN
DER ATEMLOS ZERGING DABEI
UM ÜBER EINEN FLUSS ZU FLIEGEN
DER AN DER SCHWELLE STILLE STAND
DER WARTETE AUF KALTEN STUFEN
DER NIRGENDWO MEHR FRIEDEN FAND
UM SICH IN DIESE WELT ZU RUFEN

UND ALLES WAS ER HATTE FIEL
UND WAS DA FIEL WAR LEBEN
UND ALS ES FIEL WAR AUS DAS SPIEL
UND LIESS DAS HERZ ERBEBEN


-Die Schatten werden kürzer-, sagte ich, -oder heller oder durchsichtiger, ich weiß nicht, wie man das bei Schatten nennt, wenn sie an Macht verlieren.-
-Was brauchst du heute?- fragte Klara.
-Mein Herz-, sagte ich, -mein lebendiges Herz.-
Viele Male hatte ich Klaras Herz gehört, wenn ich nah war, ich wusste, mein Herz ist so ähnlich wie ihr Herz, wenn es in der Brust schlägt, mein Ohr ist zu weit weg von meinem Herzen, also sagte mir mein Ohr an Klaras Herzen, was mein Herz tut. Das ist schön. Ich höre ja mein Leben.

# ATEM

>die da träumen fort und fort

Ich höre ja mein Leben.
-Ich habe aufgehört, ihn zum Leben zurückzuholen-, sagte ich, -er war müde, lebensmüde, ein müder Mensch muss schlafen dürfen, so viele Jahre habe ich ihn zum Leben zurückgeholt, weil ich seine Erklärungen brauchte, die mir das Leben leichter machen sollten. Je länger ich auf die Erklärungen wartete -sie kamen ja nicht- desto enger band ich mich an seinen lebendigen Körper, bis ich vor langer Zeit den Abschiedsbrief schrieb, den ich nie bekommen habe. Danach löste sich die harte Hand, und ich konnte weinen und anfangen zu trauern um einen Menschen, der des Lebens müde war. Schritt für Schritt nahm ich Abschied, ich verschenkte seine schönen Sakkos, ich fingerte nicht mehr in seinem Portemonnaie herum, um Schnipsel letzter Tage zu finden, ich fuhr an einem Tag im Mai mit dem Zug zu dem Bahnhof, an dem seine Reise zu Ende war, der Schmerz war weich und im Leben, ich bettete seinen Namen in das Gleis und meinen und streute Blüten aus dem Garten, dann fuhr ich nach Hause. Seit mehr als einem Jahr habe ich das Protokoll seines Todes, ich hatte es von der Staatsanwaltschaft angefordert und sofort zugeschickt bekommen, ich glaubte, erst wenn ich alles noch einmal gelesen hätte, was war, könnte ich zur Ruhe kommen. Aber ich legte den Umschlag ungeöffnet in ein Regal, nicht, weil ich mich nicht traute, ihn zu öffnen, son-

dern weil ich nichts lesen musste, was ich nicht ohnehin weiß. An meinem Geburtstag habe ich in der Nacht den Umschlag verbrannt. Es war eine schlechte Idee, das viele Papier brannte nicht, ich blies in den Topf in der Badewanne, bis eine Riesenflamme emporschoss und Panik alles falsch machte, was falsch zu machen war: Ich riss das Fenster auf, weil der Qualm so stank, ich erstickte den Brand nicht, weil dann Schrift zu lesen wäre, ich machte die Tür zu, weil ich allein war. Später waren dunkle Flocken im Topf, ich rührte sie mit einem Löffel um, bis sie zu kleiner Asche gerührt waren. Die Asche füllte ich in ein Glas und fuhr damit am Tag danach zur Ruhr und öffnete das Glas in die tiefe Sonne, das Wasser kam schwarz und nahm alles mit.-
-Wie geht es dir jetzt?- fragte Klara und legte die Hände um meinen Rücken.
-Es geht mir gut-, sagte ich, -die Ungeduld ist weg, die ständige Unruhe, etwas noch wissen zu müssen – ich atme aus, ich atme ein, das ist das einfache Leben.-
-Leg deine Hände um meinen Rücken-, sagte Klara.
Das tat ich und spiegelte mein atmendes Leben in den Händen.
Schöne Bilder standen in den geschlossenen Augen, eine beruhigte Liebe verwandelte die Sehnsucht in Trost, und alles war Leben.
-Sollen wir es für heute so lassen?- fragte Klara.
-Ja-, sagte ich.

LIEBE

        und die Welt hebt an zu singen

Es gibt ein Bild von Paul Klee, das Angelus Novus heißt. Ein Engel ist dargestellt, der aussieht, als sei er im Begriff, sich von etwas zu entfernen, worauf er starrt. Seine Augen sind aufgerissen, sein Mund steht offen, er breitet die Arme aus. Die Arme sind seine Flügel.
-Was siehst du, Engel?- frage ich.
Der Engel antwortet nicht.
-Ich möchte noch einmal von der Angst sprechen-, sagte ich, -ich muss das tun und sie ein letztes Mal ansehen, um zu wissen, wohin mich die Zeit geführt hat.-
Ein neuer Frühling machte das Fenster hell und den roten Fleck an der Wand im Hause gegenüber zu einem vertrauten Bild, das längst in der Erinnerung meiner Augen wohnte.
-Kannst du mich ansehen?- fragte Klara.
-Vor einem Jahr-, sagte ich und sah Klara an, -kam die Angst auf dem Bahnhof zurück, wie viele Male zuvor auch. Ich unterschied nicht zwischen seiner Angst und meiner Angst, seine Angst aber war frei, meine noch gefangen in dem Trostlosen seiner armgewordenen Sprache. Wieviel kannst du aushalten? hatte er gefragt. Das begriff ich nicht, und als es passierte, hatte ich die Frage vergessen, weil im irrsinnigen Schmerz nichts auszuhalten war, er zerschlug die Wörter der alten Sprache, und ich musste eine neue erfinden. Bis es soweit war, war aus Schmerz Angst geworden,

sie war eine Stimme ohne Bezug zur Seele, sie war grausam und wollte mich fressen. Um sie zu bannen, musste ich mit ihr sprechen, laut, am Tag, in der Nacht, im Kopf und im Bauch: Geh weg! Aber die Angst lachte nur, als sei das ein Spiel, und sie spielte ja auch mit mir und schleuderte mir Erinnerungen entgegen, die in ihr zu Hause sind. Ja, sagte ich zu ihr, ja, ich weiß, ich sollte in den Zug einsteigen, der Arzt wollte das, zum Ausruhen, wie konnte er das verlangen, in einen Zug zu steigen, unter dem mein Mann lag? Die Angst freute sich, weil ich das noch nicht vergessen hatte, und sie fraß alles auf, was zu kleiner Ruhe gegangen war, den Schmerz, den Schlaf, die Sehnsucht. Da kam die Frage wieder: Wieviel kannst du aushalten?

Trauer und Sorge und Liebe in der vergehenden Stimme ließen mich die Hand nehmen, die in den letzten Tagen seines Lebens so oft in meiner lag. Ich wunderte mich, wie einfach ich sie halten konnte, nur eine Hand ohne Körper, wie ein Blatt ohne Baum. Alles, sagte ich. Und indem ich die Antwort aussprach, wusste ich, dass ich dahin gehen konnte, wo ich zu Hause bin.-

-Möchtest du mir deine Hand geben?- fragte Klara.

-Ja-, sagte ich und machte die Erinnerung zwischen Klaras Hand und meiner Hand still.

# HERZ

triffst du nur das Zauberwort

-Das Herz ist so-, sagt die kleine Marie, -da geht oben ein Schlauch rein und unten ein Schlauch raus, im Schlauch ist Blut, das fließt dann durch meinen Bauch und durch die Beine und Arme, und wenn es wieder angekommen ist beim Herzen, puckert es ganz doll.-
-Das Herz ist so-, sagt der kleine Max, -außen ist es dick und innen ist das Blut, das bleibt da immer, nur wenn ich hinfalle, kommt es raus.-
-Das Herz ist so-, sagt der kleine Emil, -es ist warm wie eine Kartoffel, es sieht aus wie eine Kartoffel, nur essen kann man es nicht, weil ich sonst tot bin.-
Ich bin Vorlese-Oma in einem Kindergarten, und Tiger und Bär haben alles, was das Herz begehrt, trotzdem wollen sie nach Panama. Ich frage die Kinder nach ihren Herzen, und alle legen eine Hand auf den Bauch und hören ihr Herz. Sie haben die Andacht kleiner Engel und sind ganz still. Und atmen und schnaufen und horchen in ihr Herz.
-Wir können lernen von den Kindern-, sagt Klara, -wir entfremden uns dem Herzen und der Stille, in die es uns führt.-
-Herz ist ein Innenwort-, sage ich, -Herz ist ein Reimwort, weil Schmerz einen Ort braucht, Herz ist aber mehr als der Reim, es singt dem Sagen den Schmerz aus dem Herzen, es muss der Sprache den Klang bringen, damit sie hörbar

wird und zu den Nerven findet.-
Meine Hand ist mein Ohr. Mein Ohr liegt nicht über Klaras Herzen, das so schlägt wie mein Herz, wie ich es fühlen musste, als ich noch nicht angekommen war. Jetzt ist meine Hand mein Ohr, das ins eigene Herz hört, wie es pukkert wie Maries Herz und dick ist wie Max` Herz außen und eine Kartoffel wie Emils Herz.

-Ich bin deine Zeit-, sagt mein Herz.
-Ich bin deine Erinnerung-, sagt mein Herz.
-Ich bin deine Quelle-, sagt mein Herz.
Das möchte ich behalten, ich gehe ans Klavier und schlage die Zeit an, ich spiele die Erinnerung und bin an der Quelle.
-Was hörst du?- fragt Klara.
-Ich höre mich-, sage ich.
-Was siehst du?- fragt Klara.
-Ich sehe mich-, sage ich.
-Was fühlst du?- fragt Klara.
-Ich fühle mich-, sage ich.
-Sollen wir es dann für heute so lassen?- fragt Klara.
-Nicht nur für heute-, sage ich.

INNEN

Ich atme, ich lache, ich weine.
Ich lache, ich atme, ich weine.
Ich weine, ich atme, ich lache.
Ich atme, ich weine, ich lache.
Ich lache, ich weine, ich atme.
Ich weine, ich lache, ich atme.